Mohamed Yousif Ibrahim
Hoyam Adam

A zerumbona atenua os danos renais e hepáticos induzidos pela cisplatina

Mohamed Yousif Ibrahim
Hoyam Adam

A zerumbona atenua os danos renais e hepáticos induzidos pela cisplatina

ScienciaScripts

Imprint
Any brand names and product names mentioned in this book are subject to trademark, brand or patent protection and are trademarks or registered trademarks of their respective holders. The use of brand names, product names, common names, trade names, product descriptions etc. even without a particular marking in this work is in no way to be construed to mean that such names may be regarded as unrestricted in respect of trademark and brand protection legislation and could thus be used by anyone.

Cover image: www.ingimage.com

This book is a translation from the original published under ISBN 978-3-659-83578-0.

Publisher:
Sciencia Scripts
is a trademark of
Dodo Books Indian Ocean Ltd. and OmniScriptum S.R.L publishing group

120 High Road, East Finchley, London, N2 9ED, United Kingdom
Str. Armeneasca 28/1, office 1, Chisinau MD-2012, Republic of Moldova, Europe
Printed at: see last page
ISBN: 978-620-8-27985-1

DEDICAÇÃO

Aos meus pais, irmãs e irmão.

A todos os que acreditaram nas minhas capacidades

e me apoiaram na minha intenção

de realizar alguns dos meus sonhos.

QUADRO DE CONTEÚDOS

AGRADECIMENTOS

Gostaria de aproveitar esta oportunidade para agradecer a todos aqueles que me deram um grande apoio durante a realização do projeto. Em primeiro lugar, gostaria de expressar a minha sincera gratidão e especial apreço ao meu orientador, Dr. Ahmad Bustamam Hj Abdul, e ao co-orientador, Prof. Dr. Tengku Azmi Tengku Ibrahim, pelo seu apoio, aconselhamento, orientação e encorajamento incessantes ao longo da realização deste projeto, como cumprimento parcial do requisito para a obtenção do grau de Mestre em Ciências (Farmacologia).

Os meus sinceros agradecimentos ao Dr. Siddig Ibrahim Abdelwahab, que me ajudou e orientou, independentemente do tempo, durante a realização dos estudos de modelos animais e da análise estatística.

O meu sincero apreço e agradecimento são extensivos aos meus colegas, Sr. Syam Mohan e Dr. Manal Mohamed, pela sua inestimável e inestimável orientação, apoio, aconselhamento e ajuda desde o início até ao fim do projeto. Não esquecendo os meus outros colegas de laboratório, a Sra. Safa Abdelfattah e a Srta. Norbaiti Mohd Isa que me ajudaram a completar o meu trabalho de laboratório e também pela sua inestimável ajuda.

Estou igualmente grato à Dra. Huda Yahia Hamid, uma Histologista Veterinária Clínica, por ter ajudado a avaliar as lâminas histopatológicas utilizadas no meu trabalho de investigação. Os meus agradecimentos especiais são extensivos ao Sr. Hoo pela sua amável ajuda e orientação durante o meu trabalho histológico e de coloração.

A minha sincera gratidão ao meu amigo Almoaiz Senadah pela sua incessante orientação, apoio, conselhos e ajuda durante a realização deste projeto.

Gostaria também de expressar o meu mais profundo e caloroso agradecimento aos membros da minha família, em especial à minha mãe, Madame Salwa Taha, ao meu pai, Sr. Yousif Ibrahim Dafalla, e aos meus irmãos, pela sua paciência, preocupação e gentileza ao ajudarem-me em todas as partes deste projeto.

Gostaria também de manifestar o meu apreço ao Conselho Nacional do Cancro da Malásia (MAKNA) e ao Regime de Bolsas Universitárias de Investigação (RUGS) pelo apoio financeiro concedido a este estudo.

Acima de tudo, gostaria de estender a minha maior e mais profunda gratidão a Deus por me ter abençoado com paciência e persistência para concluir esta investigação.

LISTA DE ABREVIATURAS

ALT	Alanine aminotransferase
ALP	Alkaline Phosphatase
AST	Aspartate aminotransferase
BUN	Blood urea nitrogen
CREAT	Creatinine
DDP	Diamminedichloroplatinum (Cisplatin)
DMSO	Dimethylsulphoxide
DNA	Deoxyribonecleic Acid
GGT	Gamma-glutamyl transpeptidase
GSH	Glutathione
HPLC	High Performance Liquid Chromatography
ROS	Reactive oxygen species
MDA	Malondialdehyde
TBA	Thiobarbituric acid
TCA	Trichloroacetic acid
ZER	Zerumbone

CAPÍTULO 1

INTRODUÇÃO

O cancro é amplamente reconhecido como uma das doenças humanas mais alarmantes. Existem mais de 100 tipos de cancro e as suas causas são múltiplas, desde razões genéticas a infecções. O cancro provoca imagens assustadoras de dor, desfiguração e morte inevitável (OMS, 2005). O cancro pode ser caracterizado como a diminuição da regulação normal do crescimento. Quando a estabilidade normal da organização dos tecidos e órgãos é perturbada, surge uma variedade de doenças. Também é caracterizado como um grupo de células que surgem a partir de uma única célula (Pitot *et al.,* 1988). Os problemas de saúde associados ao cancro na Malásia estão a aumentar. Atualmente, é a quarta principal causa de morte. Estima-se que a ocorrência anual de cancro seja de 30 000. A maioria dos doentes é encontrada nas fases mais avançadas da doença. O Programa Nacional de Controlo do Cancro tem por objetivo reduzir as taxas e a mortalidade do cancro e melhorar a qualidade de vida dos doentes (Lim *et al,* 2002).

A cisplatina (cN-diamina-dicloroplatina) é um membro proeminente dos fármacos antitumorais eficazes de largo espetro. No entanto, a sua utilização clínica é limitada devido a alguns efeitos secundários adversos, como a nefrotoxicidade e a ototoxicidade (Ekborn *et al.,* 2003; Iraz *et al.,* 2005; Yao *et al.,* 2007). A nefrotoxicidade e a ototoxicidade induzidas pela cisplatina têm sido muito bem estudadas, tanto na investigação clínica como em animais; no entanto, a toxicidade hepática tem sido raramente objeto de atenção. Estudos recentes efectuados no nosso laboratório e noutros relataram que a toxicidade hepática é também um dos principais efeitos secundários que limitam a dose na quimioterapia à base de cisplatina (Liao *et al.,* 2004; Hong *et al.,* 2005; Iseri *et al.,* 2007).

A continuação da quimioterapia agressiva com cisplatina em doses elevadas exige a investigação de novas medidas de prevenção dos efeitos secundários limitadores da dose que inibem a administração de cisplatina em doses tumorais. Até à data, um grande número de estudos tem-se centrado em medidas de prevenção dos efeitos secundários da cisplatina através da suplementação simultânea de agentes preventivos (Ali *et al.,* 2006). Os resultados destes estudos sugerem que os efeitos secundários da cisplatina podem ser protegidos utilizando fármacos e micronutrientes de natureza química diferente (Blakley *et al.,* 2001; Leitão e Blakley BW 2003; Fetoni *etal.*, 2004; Kalkanis *etal.,* 2004; Weijl *etal.,* 2004; Kim *etal.,* 2005). Embora o mecanismo subjacente aos efeitos secundários da cisplatina não seja claramente compreendido, considerou-se que estes são atribuídos a múltiplos factores (Hong *et al.,* 2005; Ramesh e Reeve, 2002; Nowak, 2002; Townsend e Hanigan, 2002; Xiao *et al,* 2003), entre os quais a geração de espécies reactivas de oxigénio (ROS), que podem interferir com o sistema de defesa antioxidante, resultando em danos oxidativos em diferentes tecidos (Koc *et al.,* 2005; Mansour et al., 2006; Iraz *et al.,* 2006), e a reação com tióis em proteínas e glutatião, que pode causar disfunção celular. Por outro lado, foi proposto que a atividade antitumoral da cisplatina se deve à sua capacidade de formar aductos com o ADN, o que poderia causar a ligação cruzada das cadeias de ADN (Kasparkova *et al.*, 2004). Uma vez que a atividade antitumoral e os efeitos secundários da quimioterapia à base de cisplatina são mediados, em parte, por mecanismos diferentes, as acções de inibição selectiva de determinados efeitos secundários podem ser conseguidas mantendo a atividade antitumoral (Leonetti *et al.*, 2003). Além disso, como se pensa que os efeitos secundários da quimioterapia à base de cisplatina são induzidos de várias formas, poderia especular-se que uma potencial ação protetora sobre estes efeitos secundários poderia ser conseguida através da utilização combinada de agentes preventivos com natureza química diferente; no entanto, até agora, sabe-se muito pouco sobre as acções combinadas destes agentes. No presente estudo, tentámos explorar a utilização destes agentes na prevenção da hepatotoxicidade e nefrotoxicidade da cisplatina.

Historicamente, há muito que as pessoas associam as plantas como agentes curativos, como cataplasmas e ingestão de remédios à base de plantas. Até à data, um grande número de pessoas, especialmente nas zonas rurais, continua a depender profundamente da utilização de remédios convencionais em comparação com a medicina moderna. Recentemente, devido às tendências crescentes de "tudo o que é natural", as pessoas dos países desenvolvidos, especialmente do ocidente, mostraram um interesse substancial pelas plantas medicinais tradicionais.

Existem pelo menos 250.000 espécies de plantas diferentes em todo o mundo (revisto por Verpoorte, 1998). A Malásia, um país de floresta tropical, é um tesouro de plantas, algumas já provaram ser cientificamente úteis, mas muitas mais estão à espera de serem investigadas.

Os medicamentos derivados de plantas que são úteis em oncologia clínica incluem flavonóides, cumarinas, cinamatos ou fenólicos. No entanto, estes medicamentos foram testados em estudos experimentais com animais e demonstraram proteção contra agentes cancerígenos (Fereidoon, 2003).

Para o efeito, foi investigado um composto natural pertencente a uma família de plantas de gengibre, Zingiberaceae. Os ingredientes dietéticos desta família de gengibre são conhecidos e as suas actividades biológicas estão elucidadas (Aggarwal & Shishodia, 2006; Surh, 1999). O composto natural zerumbone (ZER) é um sesquiterpeno isolado dos rizomas da planta comestível *Zingiber Zerumbet* Smith que actua como um potente inibidor da ativação do vírus Epstein-Barr induzida pelo promotor de tumores 12-0- tetradecanoilforbol-13-acetato (Murakami, 1999). *Zingiber Zerumbet,* conhecido localmente como lempoyang na comunidade popular malaia, é uma planta de gengibre selvagem pertencente à família Zingiberaceae e é amplamente cultivada nos jardins das aldeias pelas suas propriedades medicinais (Hasnah , 1991). O composto, zerumbone, foi previamente reportado como inibidor da proliferação de linhas celulares de adenocarcinoma do cólon humano (LS174T, LS180, COLO205 e COLO320DM) de uma forma dependente da dose, enquanto o crescimento de fibroblastos dérmicos humanos normais (2F0-C25) e do cólon (CCD-18Co) foi menos afetado (Murakami, 2002).

No presente estudo, investigámos o efeito de uma dose única de zerumbona e o efeito preventivo da zerumbona na hepatotoxicidade e neftoxicidade induzidas pela cisplatina, utilizando o exame microscópico dos tecidos do rim e do fígado de ratos após coloração H & E e avaliação adicional das enzimas das funções hepáticas do sangue e dos níveis de malondialdeído (MDA), o produto final da peroxidação lipídica nos tecidos do rim e do fígado, como biomarcadores.

Importância do estudo

Vários estudos mostraram o potencial da zerumbona como agente anti-inflamatório, anti-úlcera, antioxidante e antimicrobiano. A zerumbona tem sido utilizada na medicina tradicional para a cura de doenças como inchaço, feridas, perda de apetite e infestação por vermes em crianças (Hasnah, 1991).

Infelizmente, não há muitos estudos relatados sobre o potencial da zerumbona no tratamento ou proteção dos seres humanos contra doenças crónicas, nomeadamente cancros. No entanto, poucos estudos relataram o potencial da zerumbona na prevenção de cancros. Isto incluiu um estudo feito no nosso laboratório que concluiu que a zerumbona funciona sinergicamente com a cisplatina no cancro cervical experimental em ratos. Verificou-se também que este composto reduziu a dose terapêutica de cisplatina necessária (Abdul *et al.,* 2008).

A importância do composto, a zerumbona, pode ser um possível co-tratamento do cancro submetido à quimioterapia com cisplatina. Os estudos realizados nesta investigação demonstraram os efeitos potenciais do composto para atenuar os efeitos secundários da cisplatina, especialmente a nefrotoxicidade e a heapatotoxicidade. Isto pode ser utilizado para obter informações valiosas no que diz respeito à estrutura molecular de um composto que actua como co-tratamento do cancro com a cisplatina. Estas informações podem ser exploradas na conceção de novos compostos úteis como co-tratamento de cancros submetidos a quimioterapia no futuro.

Objectivos da investigação

1. Determinar a dose letal mediana (LD50) da zerumbona em ratos Sprague Dawley fêmeas.

2. Determinar os efeitos bioquímicos, histopatológicos e de stress oxidativo de uma dose única de zerumbona em ratos.

3. Determinar o efeito da zerumbona nos danos dos tecidos na hepatotoxicidade e nefrotoxicidade induzidas pela cisplatina com base nos biomarcadores sanguíneos de ALT, AST, ALP, GGT, creatinina, azoto ureico no sangue (BUN) e níveis de MDA e GSH.

4. Investigar o efeito da zerumbona na peroxidação lipídica induzida pela cisplatina (MDA e GSH) nos rins e no fígado.

CAPÍTULO 2

REVISÃO DA LITERATURA

2.1 Visão geral dos tumores

O cancro é uma doença em que se verifica uma multiplicação e disseminação descontrolada no organismo de formas irregulares das células do próprio organismo. Tumor é uma proliferação anormal de um tecido ou órgão causada pela multiplicação de células no local. O cancro é uma das principais causas de morte nos países desenvolvidos, onde um quinto da população da Europa e da América do Norte corre o risco de ter cancro.

Os tumores podem ser benignos ou malignos. Os tumores malignos têm a capacidade de invadir tecidos próximos ou distantes. A disseminação das células tumorais para tecidos distantes é denominada metástase e ocorre normalmente através de vasos sanguíneos ou linfáticos. Os tumores benignos não se espalham por todo o corpo. Embora muitos tumores benignos sejam considerados mais seguros do que os tumores malignos, alguns tumores ditos benignos podem matar sem metástases, como quando os tumores cerebrais chamados gliomas exercem uma pressão significativa sobre o cérebro e destroem a função respiratória.

Existem três abordagens principais no tratamento do cancro: a excisão cirúrgica, a irradiação e a quimioterapia. A seleção do tratamento depende do tipo de tumor e da fase do seu desenvolvimento. A quimioterapia pode ser utilizada isoladamente ou em combinação com os outros dois tipos de tratamento.

2.2 Factores que conduzem ao cancro

Há uma série de factores que contribuem para a incidência do cancro. Um artigo de revisão de Breivik, 2005, mostrou três aspectos básicos do desenvolvimento do cancro:

1) Idade

O envelhecimento aumenta a incidência do cancro. Espera-se que cerca de 40% das populações de diferentes países com elevada esperança de vida venham a sofrer algum tipo de cancro durante a sua vida (Jemal *et al.,* 2002). Um estudo também esclareceu que, após os 50 anos, quase toda a gente terá alguma forma de carcinoma (Folkman e Kalluri., 2004). A manifestação do cancro devido ao envelhecimento é o resultado da mutação do gene que controla o crescimento. Esta mutação, por sua vez, pode fazer com que as células sofram uma proliferação anormal e se transformem em células cancerígenas (Pitot *et al.,* 1988).

2) Factores ambientais.

Estudos revelaram que o desenvolvimento do cancro está relacionado com o ambiente em cerca de 85% (citado por Pratt *et al.,* 1994). Exemplos de factores ambientais são o tabagismo (Hechat *et al.,* 1999), a dieta (Goldman e Shields, 2003) e a radiação (Mastumura e Anantaswam, 2004).

3) Factores genéticos

Muitos aspectos do desenvolvimento do cancro resultam de alterações ou mudanças e mutações do código de nucleótidos. Algumas destas alterações são herdadas, pelo que a pessoa suscetível tem maior probabilidade de sucumbir à doença oncológica (Vogelstein e Kenneth, 1993).

2.3 Desenvolvimento do cancro

A principal causa da transformação de células normais em células cancerosas são as mutações de um ou mais ADN. A mutação do ADN pode ser herdada ou adquirida. A apoptose é a morte celular programada e a caraterística mais importante do cancro é a incapacidade ou resistência à apoptose. O desenvolvimento do cancro ocorre por proliferação descontrolada, diferenciação e perda de função celular, invasividade e, finalmente, metástases (Vogelstein e Kenneth, 1993).

a) Proliferação descontrolada

A principal diferença entre a proliferação de células normais e de células cancerosas é que a proliferação de células cancerosas não está sujeita ao processo normal de regulação. Existe um equívoco generalizado de que as células cancerosas proliferam mais rapidamente do que as células normais, mas isso não é essencialmente verdade (por exemplo, os tumores de células plasmáticas têm uma taxa de proliferação lenta). A causa da proliferação descontrolada de células é a inativação de genes supressores de tumores ou a transformação de proto-oncogenes em onocogenes. A transformação maligna de vários genes supressores de tumores e proto-oncogenes é necessária para o desenvolvimento de cancros (Mastumura e Anantaswamy, 2004).

b) Desdiferenciação e perda de função celular

As células normais multiplicam-se e diferenciam-se em células maduras e desempenham as suas funções. As células cancerosas desdiferenciam-se num grau variável em diferentes tumores. Em geral, os cancros pouco diferenciados multiplicam-se mais rapidamente e têm um pior prognóstico do que os cancros bem diferenciados (Salsia e Balis, 1973).

c) Invasividade

As células normais ou saudáveis não se espalham para outros tecidos; por exemplo, as células do fígado só podem existir no fígado, não na bexiga. Isto refere-se à associação espacial que as células têm umas com as outras, que se desenvolve durante a diferenciação e o crescimento do tecido. Quaisquer células normais que se re-localizem noutros tecidos sofrerão apoptose. As células cancerosas, por outro lado, não têm restrições semelhantes às das células normais (resistência à apoptose); além disso, têm a capacidade de produzir enzimas (por exemplo, metaloproteinases) que podem quebrar a matriz extracelular, permitindo que as células cancerosas se infiltrem (Orive e Weibel, 1990).

d) Metástases

A metástase, a propagação do cancro do seu local original para outras partes do corpo, é a caraterística mais destrutiva da doença. Na metástase, os tumores secundários são formados por células do tumor primário que chegaram a outros locais através dos vasos sanguíneos ou linfáticos. Um exemplo de metástase é o cancro do pulmão que começa quando as células epiteliais que revestem as vias respiratórias começam a reproduzir-se de forma descontrolada. Estas células invadem o tecido circundante, formando uma massa denominada tumor e, quando endurecida, um carcinoma. As células cancerosas podem entrar nos vasos sanguíneos e linfáticos, para serem transportadas através do corpo até chegarem a uma junção através da qual não podem passar. Nessa altura, alojam-se e formam-se novos tumores. A metástase é a principal causa de morte na maioria dos cancros (Orive e Weibel, 1990).

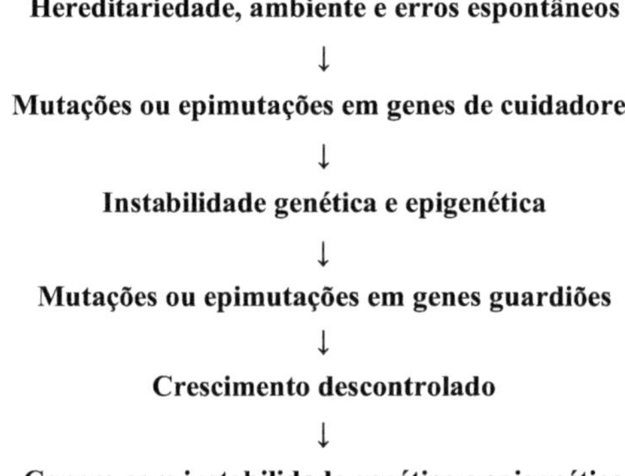

Figura 2.1: Modelo Padrão de Carcinogénese (modificado de Breivik, 2005)

2.4 Medicamentos utilizados no tratamento do cancro

Na quimioterapia, os principais medicamentos anticancerígenos podem ser divididos em 3 categorias:

1. Medicamentos citotóxicos:

Muitos dos medicamentos anticancerígenos utilizados são citotóxicos. Prejudicam as células cancerígenas matando-as diretamente ou, normalmente, interferindo nos processos de divisão celular (antiproliferativos). Por conseguinte, apenas afectam a primeira das caraterísticas do desenvolvimento do cancro. Os medicamentos antiproliferativos não têm um efeito inibidor especial sobre a invasividade, a perda de diferenciação e não inibem a metástase das células cancerígenas. A ação antiproliferativa da maioria dos fármacos deve-se ao seu efeito na fase S do ciclo celular, danificando o ADN e, por fim, provocando a apoptose (Vogelstein e Kenneth, 1993). Devido ao seu efeito na divisão celular, o medicamento também afecta as células normais, provocando efeitos secundários adversos. Além disso, os medicamentos são por vezes cancerígenos.

Exemplos de medicamentos antiproliferativos derivados de plantas são o paclitaxel (Taxol®), a vincristina (Oncovin®) e o etoposido. O paclitaxel foi isolado do *Taxus brevifolia,* a vincristina foi isolada do *Cantharanthus roseus* e o etoposido foi um derivado semi-sintético da podofilotoxina isolada do *Podophyllum peltatum* (Subramani *et al.,* 2009).

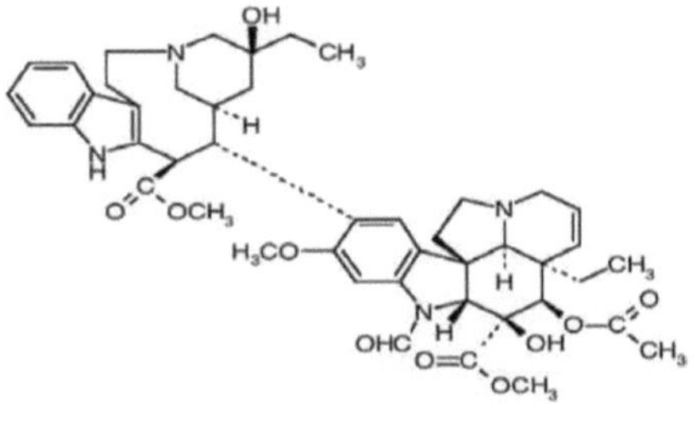

Figura 2.2: Vincristina

2. Hormonas:

Alguns tumores podem ser dependentes de hormonas. O seu crescimento pode ser impedido por hormonas, além disso, através da inibição da produção de hormonas relevantes ou da utilização de antagonistas hormonais. Normalmente, os esteróides são os mais comuns, especialmente os glucocorticóides (utilizados em leucemias e linfomas), os estrogénios e os androgénios. Normalmente, estes medicamentos suprimem a secreção hormonal ou antagonizam a ação das hormonas (Pil, 2003).

Exemplos de tratamentos do tipo hormonal são o tamoxifeno (antiestrogénios), a prednisona (glucocorticóides), a testosterona (androgénios) e a flutamida (antiandrogénios).

3. Agentes diversos:

Os exemplos são: imatinib (inibe as vias de sinalização genética, utilizado para a leucemia mieloide crónica), anticorpos monoclonais (por exemplo, riruximab que tem como alvo uma proteína de superfície das células B, utilizado para linfomas de células B e mitoxantrona (provoca a quebra da cadeia de ADN) (Subramani *et al.,* 2009). .

2.5 Cisplatina Descrição geral

2.5.1 Informações básicas

A cisplatina (Figura 2.3) ou cis-diamino-dicloroplatina (DDP) é um composto inorgânico amplamente utilizado no tratamento de uma variedade de tumores. M. Peyrone sintetizou a cisplatina pela primeira vez em 1845 (Peyrone, 1845). A estrutura foi elucidada por Alfred Werner em 1893. Na década de 1960, Rosenberg *et al* (1965) descobriram que os produtos da eletrólise de um elétrodo de platina inibiam a mitose na bactéria *Escherichia coli* (*E. coli)* (Rosenberg, 1965).

O presente estudo é uma tentativa de utilizar a zerumbona concomitantemente com a cisplatina. No entanto, a cisplatina é frequentemente utilizada em combinação com um, dois, três ou mesmo quatro outros fármacos, com resultados de boa qualidade. A cisplatina tem sido utilizada com 5-fluorouracil para tratar doentes com carcinoma do cólon (Rosenberg, 1980). A Food and Drug Administration (FDA) aprovou 11

cisplatina em 1978 para a cura de tumores genitourinários. Hoje em dia, a cisplatina é um tratamento importante e bem sucedido para o tratamento de cancros (Pil, 1997). Em 1999, cinco experiências aleatórias deram origem a um alerta do Instituto Nacional do Cancro, sugerindo que a quimiorradiação concomitante à base de platina deve ser considerada como o tratamento de referência para as mulheres com cancro do colo do útero localmente avançado. A cisplatina, em particular, produziu respostas em cerca de 80% dos doentes com cancros dos testículos, em mais de 90% dos doentes com carcinomas dos ovários, em cerca de 40% dos doentes com cancros da cabeça e do pescoço e também em cerca de 40% dos doentes com alguns linfomas. A cisplatina parece ser um agente terapêutico demasiado bom para ser abandonado e, no entanto, demasiado tóxico para uma utilização generalizada (Rosenberg, 1980).

Name: cis-diamminedichloroplatinum (II)

Molecular Formula: $Cl_2H_6N_2Pt$

Molecular Weight: 300.04

Color: Deep yellow (crystalline solid)

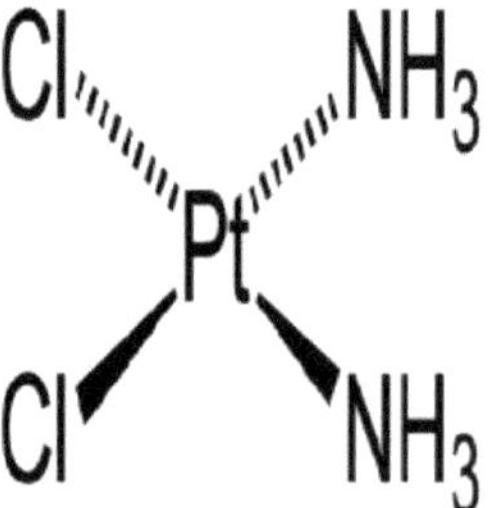

Figura 2.3: Estrutura molecular da cisplatina

2.5.2 Modos de ação da cisplatina

A cisplatina é administrada por via intravenosa sob a forma de uma solução salina estéril. Uma vez na corrente sanguínea, a cisplatina permanece intacta devido à concentração relativamente elevada de iões cloreto (~100 mM - no sangue). O composto neutro entra então na célula, quer por difusão passiva, quer por absorção ativa pela célula. No interior da célula, a molécula neutra de cisplatina sofre hidrólise, na qual um ligando de cloro é substituído por uma molécula de água, gerando uma espécie carregada positivamente, como se mostra na Figura 2.4. A hidrólise ocorre no interior da célula devido a uma concentração muito menor de ião cloreto (~3-20 mM - na célula) (Jamieson e Lippard., 1999; Pil, 1997).

Uma vez no interior da célula, a cisplatina tem vários alvos possíveis, como o ADN, o ARN, as enzimas que contêm enxofre, como a metalotioneína e a glutationa, e as mitocôndrias. A cisplatina liga-se ao ADN principalmente através de certos átomos de azoto dos pares de bases do ADN. Estes átomos de azoto (especificamente, os átomos N7 das purinas) são livres para se ligarem à cisplatina porque não formam ligações de hidrogénio com quaisquer outras bases do ADN (Pil, 1997). Podem formar-se muitos tipos de complexos ou aductos de coordenação cisplatina-ADN, que causam a inibição da replicação do ADN e conduzem à morte celular programada (Pil, 1997; Bruhn *et al.,* 1991)

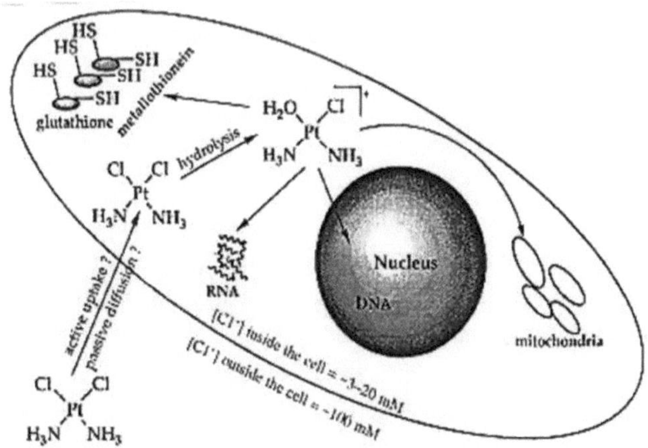

Figura 2.4: Modo de ação da cisplatina (O diagrama foi adquirido de Liao et al., 2004).

2.5.3 Resistência aos medicamentos

A resistência ocorre quando as células, uma vez destruídas por um determinado medicamento, deixam de responder ao tratamento com esse medicamento. A resistência aos medicamentos é uma complicação importante na quimioterapia do cancro e é responsável pela incapacidade da quimioterapia para curar a maioria dos doentes com cancro (Pil , 1997). A resistência aos medicamentos foi descrita como "a razão mais comum para a descontinuação de um medicamento" (Zamble *et al.,* 1995). Quando as células se tornam resistentes à cisplatina, as doses devem ser aumentadas; uma grande escalada de dose pode levar a toxicidades graves em vários órgãos (Chu, 1994). Os mecanismos postulados para a resistência à cisplatina incluem a diminuição da acumulação intracelular de cisplatina, o aumento dos níveis intracelulares de certas macromoléculas contendo enxofre e o aumento da reparação do ADN (Pil, 1997; Chu, 1994).

I) Diminuição da acumulação intracelular

Se a cisplatina não se puder acumular na célula, não pode atingir o ADN que se encontra no interior da célula, liga-se ao ADN e causa a morte celular (Pil, 1997; Chu, 1994).

II) Macromoléculas contendo enxofre

Uma vez dentro da célula, a cisplatina pode interagir com uma variedade de outras moléculas para além do ADN - incluindo duas macromoléculas contendo enxofre, a metalotioneína (MT) e o glutatião, que sequestram a cisplatina e a removem da célula. Tanto a cisplatina como *o trans-DDP* ligam-se à MT, com 10 átomos de platina por molécula de MT. A MT pode contribuir para a resistência à cisplatina (Pil, 1997; Chu, 1994).

III) Aumento da reparação do ADN

Uma outra forma de as células se tornarem resistentes à cisplatina consiste em aumentar a sua capacidade de remover os aductos cisplatina-ADN e de reparar as lesões induzidas pela cisplatina no ADN. Esta capacidade pode resultar da presença de determinadas proteínas de reparação do ADN (Chu, 1994).

2.5.4 Toxicidade

Uma vez que o cancro é uma doença em que as células tumorais se dividem rapidamente, muitos dos medicamentos quimioterapêuticos utilizados no tratamento do cancro têm como alvo as células que se dividem rapidamente. Lamentavelmente, a maioria dos agentes quimioterapêuticos não é selectiva e prejudica outros tipos de células que se dividem rapidamente no organismo (Physician's Desk Reference, 1996). Os efeitos secundários adversos mais comuns da cisplatina (Physician's Desk Reference, 1996; Rosenberg, 1980) são

Alopécia, Náuseas, Vómitos, Mielossupressão, Trombocitopenia, Leucopenia Anemia, Nefrotoxicidade, Hiperuricemia, Neurotoxicidade, Toxicidade ocular e Hepatoxicidade.

A continuação da quimioterapia agressiva com cisplatina em doses elevadas exige a investigação de novas medidas de prevenção dos efeitos secundários limitadores da dose que inibem o efeito da cisplatina em doses tumorais. Até à data, um grande número de estudos tem-se centrado em medidas de prevenção dos efeitos secundários da cisplatina através da suplementação simultânea de agentes preventivos (Ali *et al.,* 2006). Os resultados destes estudos sugerem que os efeitos secundários da cisplatina podem ser minimizados utilizando medicamentos e micronutrientes com diferentes entidades químicas (Blakley *et al.,* 2002; Leitão e Blakley, 2003; Fetoni *et al.,* 2004; Kalkanis et al., 2004; Weijl *et al.,* 2004; Kim *et al.,* 2005).

Além disso, uma vez que se considerou que os efeitos secundários da quimioterapia à base de cisplatina eram induzidos por vários factores, uma possível ação protetora potencial contra estes efeitos secundários poderia ser conseguida através da utilização combinada de agentes anticancerígenos naturais preventivos com diferentes entidades químicas; no entanto, até hoje, sabe-se muito pouco sobre a utilização combinada da cisplatina com estes agentes. Foram feitas muitas tentativas para explorar a utilização destes agentes naturais na prevenção da toxicidade da cisplatina. (Aggarwal e Shishodia, 2006; Surh, 1999).

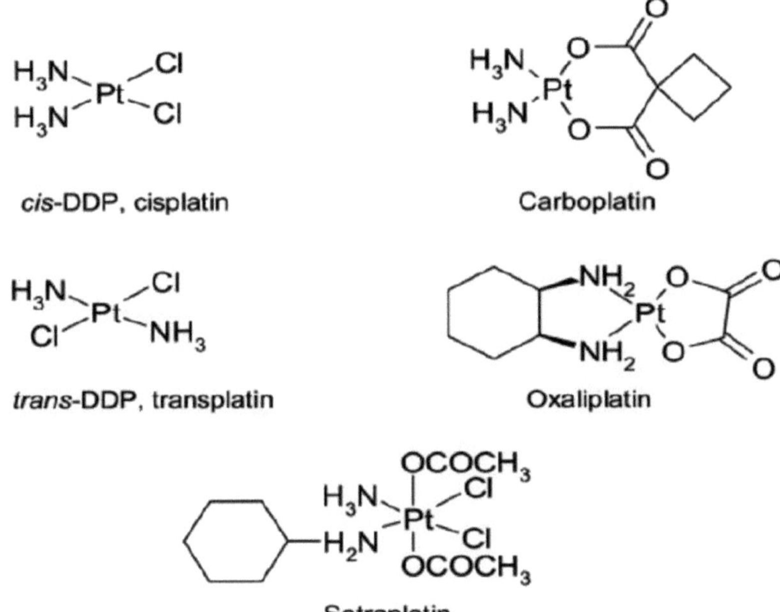

Figura 2.5: Estruturas químicas da cisplatina e de outros agentes platinantes, como a transplatina, a carboplatina, a oxaliplatina e a satraplatina

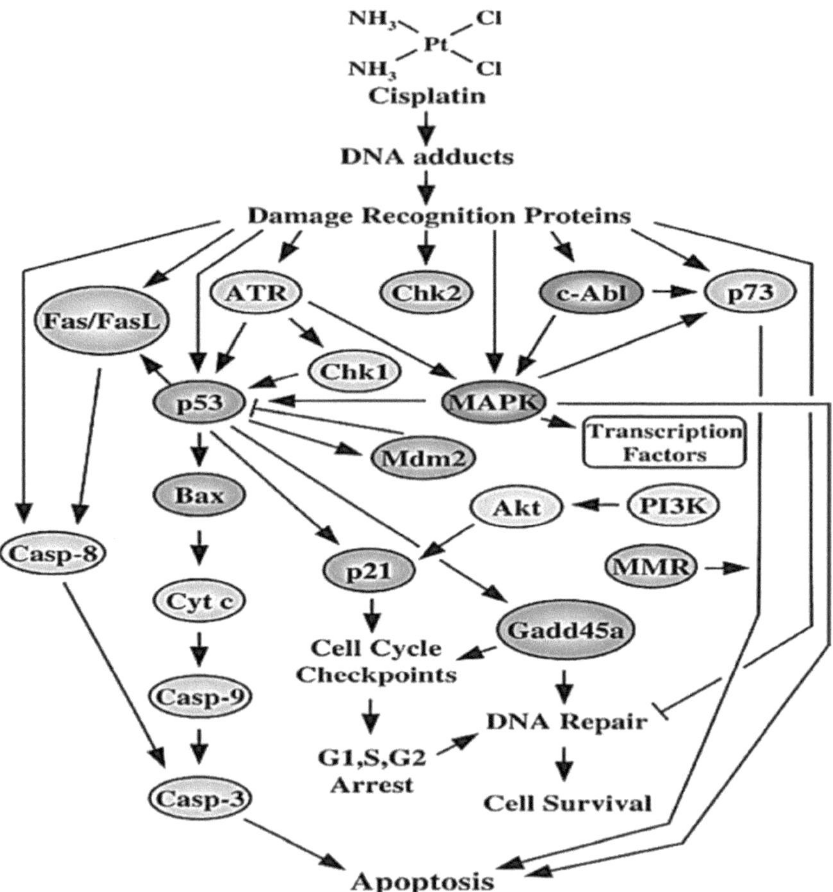

Figura 2.6: Uma visão geral das vias envolvidas na mediação dos efeitos celulares induzidos pela cisplatina. A morte ou sobrevivência celular dependerá da intensidade relativa dos sinais gerados e da interação entre as vias envolvidas (a figura foi retirada de liao et al., 2004).

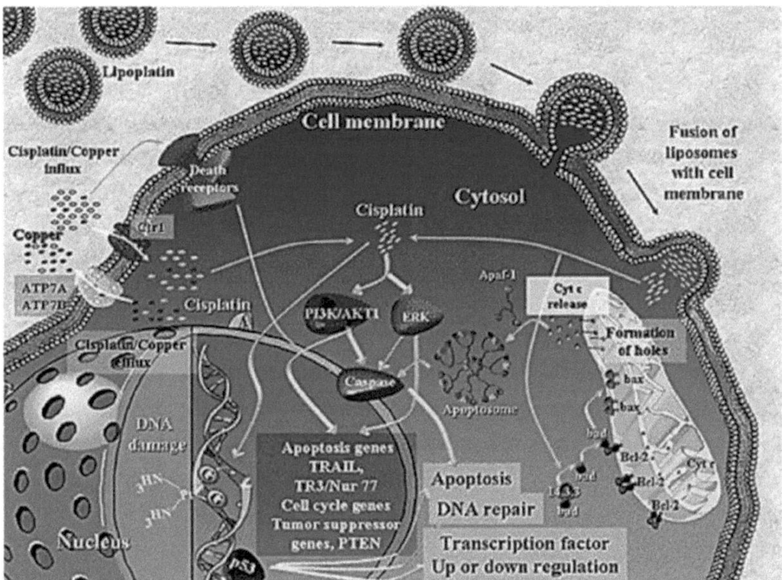

Figura 2.7: É mostrada a ativação de vias de sinalização pela cisplatina, incluindo as vias mitocondrial, de danos no ADN, ERK, PI3K/AKT1 e do recetor de morte, que conduzem à ativação da caspase e à apoptose. O Ctr1, o principal transportador de influxo de cobre, importa a cisplatina. Dois transportadores de efluxo de cobre, ATP7A e ATP7B, situados na periferia da membrana celular, regulam o efluxo de cisplatina (a figura foi retirada de Ekborn *et al,* 2003).

2.6 O papel dos produtos naturais no tratamento do cancro

Nos últimos anos, foram sintetizados inúmeros agentes citotóxicos. A maior parte deles surgiu a partir das mostardas azotadas, que foram utilizadas como gases citotóxicos durante as duas guerras mundiais. Mais tarde, descobriu-se que a atividade destes compostos era atribuída à sua capacidade de alquilação biológica, tendo sido descobertas as suas caraterísticas anticancerígenas (Henderson *et al,* 1996). Estes agentes alquilantes, cujas doses efectivas eram quase iguais à dose tóxica, matavam indiscriminadamente não só as células cancerosas mas também as células normais. Um agente anticancerígeno eficaz deve matar as células cancerosas sem prejudicar as células normais. A modificação ou síntese de fármacos reconhecidos continua a ser um aspeto essencial da investigação, mas os progressos relativamente pequenos em relação aos protótipos de fármacos, que resultaram da enorme quantidade de trabalho de síntese, são desencorajadores. Existe uma necessidade de novos protótipos, modelos inovadores para serem utilizados na conceção de potenciais agentes quimioterapêuticos, e os produtos naturais podem ser as principais fontes.

2.7 Produtos naturais e sua utilização económica

As necessidades mundiais de matérias-primas à base de plantas medicinais estão a aumentar a uma taxa de 15-25 % (Business Line, 2004). A adução destas matérias-primas tem um valor elevado, um volume de transporte reduzido, são populares entre o público (interessado em produtos naturais) e são fortes concorrentes dos medicamentos sintéticos, que são normalmente desenvolvidos com custos elevados. De acordo com uma estimativa da Organização Mundial de Saúde, a procura atual de plantas medicinais é de cerca de 14 mil milhões de dólares anuais e espera-se que cresça para mais de 5 triliões de dólares até 2050 (Business Line, 2004). Apesar disso, nem um único fabricante de produtos farmacêuticos nos Estados Unidos dispunha de um programa de estudos alargado destinado a explorar novos medicamentos do reino vegetal na fase inicial (Farnsworth e Soejarto, 1985). Nos países do primeiro mundo, as despesas de desenvolvimento de medicamentos, desde a fase de descoberta até ao mercado, podem exceder 50 milhões de dólares e abranger um período de vários anos. Por conseguinte, a indústria mostra-se relutante em investir no desenvolvimento de quaisquer medicamentos quando o seu investimento não pode ser rapidamente recuperado. O fracasso de muitos programas de produção de medicamentos eficazes, após vários anos de tentativas intensivas que custam milhões de dólares, indica a muitos que as plantas são uma fonte desinteressante de medicamentos úteis (Farnsworth e Soejarto, 1985).

2.8 Investigação em produtos naturais na Malásia

A Malásia, amplamente reconhecida como um dos centros de diversidade biológica, é ricamente dotada de recursos genéticos vegetais, animais e microbianos. Se forem utilizados e geridos com prudência, estes recursos genéticos poderão fornecer produtos benéficos renováveis não só para as gerações actuais mas também para as futuras (Soepadmo, 1999).

A floresta tropical da Malásia contém uma grande coleção de espécies vegetais, que são necessárias como fonte de medicamentos. Foi avaliado que existem cerca de 10 000 espécies de plantas superiores e cerca de 2000 espécies de plantas inferiores disponíveis na Malásia peninsular, com aproximadamente 16% destas alegadamente utilizadas para fins medicinais e com potencial para serem desenvolvidas em vários produtos naturais benéficos (Fatima *et al.,* 2004).

Haniff, Burkill e Gimlett tinham registado uma lista de plantas utilizadas na Malásia para curar várias doenças. De facto, os estudos fitoquímicos sobre plantas da Malásia só foram iniciados por Douglas e Kiang em 1957 (Lajis, 1993a).

Atualmente, os investigadores publicaram muitas evidências e resultados em revistas científicas internacionais sobre *as zingiberáceas* como alguns dos compostos biologicamente activos (Habsah *et al.,* 2001; Fatima *et al.,* 2004). Existem novos compostos interessantes desta planta, alguns dos quais mostraram propriedades biológicas como a inibição do óxido nitroso, actividades analgésicas, citotóxicas, bem como actividades antimicrobianas, antioxidantes e antivirais (Habsah *et al.,* 2001).

2.9 Plantas medicinais

2.9.1 Papel dos produtos naturais na descoberta de medicamentos

Há muito que as pessoas dependem da utilização de produtos naturais, nomeadamente de plantas, como medicamentos. Em 1994, Fransworth referiu que cerca de 60% da população mundial confia quase totalmente nas plantas para obter medicamentos. Esta percentagem aumentou para mais de 80% devido à expansão das populações nos países em desenvolvimento e à escalada dos custos dos medicamentos (Cordell, 2000). Dos 520 novos medicamentos aprovados para utilização entre 1983 e 1994, 39% eram produtos naturais ou derivados de produtos naturais. Comercialmente, 20% dos medicamentos mais vendidos em 1999, nove eram derivados de produtos naturais (Harvey, 2000).

No passado, os produtos naturais, principalmente os derivados de plantas, desempenharam um papel essencial na descoberta de medicamentos novos e inovadores. Os sucessos dos recursos de produtos naturais incluíram a descoberta de medicamentos para uma variedade de indicações curativas, por exemplo, alcalóides da vinca, taxol, docetaxel e camptotecina (tratamento do cancro), quinina e artemisinina (malária), ciclosporina (imunossupressão), mevinolina (hipercolesterolemia) e avermectina (doenças parasitárias).

Vários produtos naturais foram referidos na literatura como tendo propriedades quimiopreventivas contra cancros comuns. A maioria das actividades quimiopreventivas deveu-se às suas propriedades antioxidantes e algumas às suas propriedades fenólicas. Estudos revelaram que o consumo de frutos e legumes reduziu a incidência de carcinogénese (Reddy *et al.,* 2003).

As propriedades medicinais das plantas devem-se principalmente à existência de metabolitos secundários que são produzidos por organismos em reação a estímulos externos, tais como variações nutricionais, infeção e competição (Strohl, 2000). A vasta diversidade da natureza significa que pode ser produzida uma grande variedade de metabolitos secundários. Por conseguinte, a possibilidade de encontrar novos compostos bioactivos em produtos naturais é enorme.

O método utilizado para descobrir novos compostos bioactivos é o fracionamento direto da bioatividade, através do qual o composto responsável por uma determinada atividade num extrato de produto natural é isolado e caracterizado (Cordell, 2000). O composto isolado será então examinado em termos de bioactividades e pode ser modificado através da manipulação estratégica de grupos funcionais, para melhorar a potência e também para reduzir os efeitos secundários.

2.10 *Zingiber Zerumbet* de Zingiberaceae

As Zingiberaceae são uma das famílias famosas da ordem Zingiberales, que formam um grupo isolado entre as monocotiledóneas. Cerca de 1000 espécies de 1400 espécies de 47 géneros de Zingiberaceae foram descobertas na Ásia tropical (Holttum, 1950; Larsen *et al,*

1999). A Malásia é considerada como uma das mais ricas com 24 géneros e cerca de 600 espécies de Zingiberaceae (Larsen *et al,* 1999). Várias espécies de Zingiberaceae têm sido utilizadas como especiarias, medicamentos, agentes aromatizantes e como fonte de certos corantes (Sakamura e Suga, 1989; Bhagyalakshmi *et al,* 1994). Um estudo efectuado por Jaganath no ano 2000 afirma que Zingiberaceae tem uma fonte rica de compostos de interesse fitoquímico e que as plantas desta família têm propriedades anti-inflamatórias, antiulcerosas, antioxidantes e antimicrobianas.

Lempoyang" é o nome local do gengibre selvagem pertencente à família Zingiberaceae. *O Zingiber zerumbet* atinge uma altura de até 2 metros sobre o solo com folhas longas e finas que crescem em lados opostos do caule. Entre meados e o final do verão, crescem do solo caules separados com brácteas verdes em forma de cone que se assemelham a pinhas. O cone verde muda para vermelho ao longo de algumas semanas e depois pequenas flores amarelas cremosas emergem do cone. Esta planta pertence ao Sudeste Asiático, mas tem sido comummente cultivada em jardins de aldeia em toda a zona tropical e subtropical pelas suas propriedades medicinais (Nharet Somchit e Nur Shukriah, 2003). *O Zingiber zerumbet* tem sido utilizado tradicionalmente para tratar inchaços, feridas e perda de apetite. Além disso, o sumo dos rizomas cozidos também tem sido utilizado como tratamento para a infestação de vermes em crianças. Foi demonstrado que os óleos voláteis contêm zerumbona, humuleno e camprene (Hasnah, 1991).

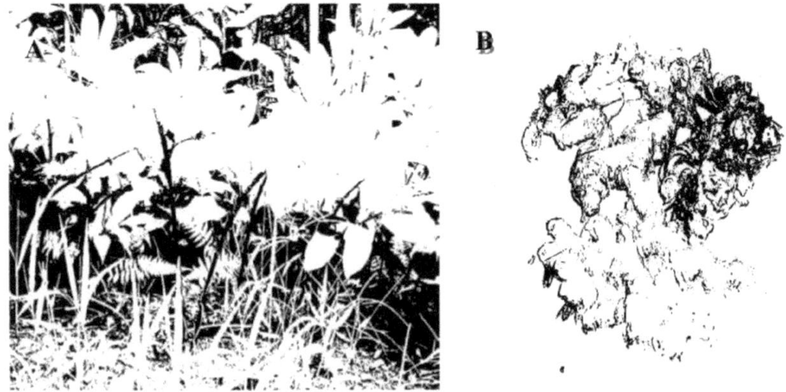

Figura 2.8: Planta *de Zingiber zerumbet* (A) Planta inteira e (B) Rizoma

2.10.1 Zerumbona de *Zingiber zerumbet*

Naturalmente, os terpenóides são biossintetizados por reacções em cadeia em tandem da unidade de isopreno fosforilado com cinco carbonos. Com base no número de unidades de isopreno combinadas, dividem-se em monoterpenóides, sesquiterpenóides, diterpenóides, triterpenóides e assim por diante. Recentemente, foi demonstrado que os novos triterpenóides sintéticos têm uma capacidade potencial para suprimir processos inflamatórios e carcinogénicos. (Suh, *et al.*, 1998; Suh, *et al* 1999).

A zerumbona (Figura 2.9) é um sesquiterpeno monocíclico pertencente aos rizomas da planta comestível *Zingiber zerumbet* Smith, que são usados localmente como um remédio anti-inflamatório (D'Odorico, 2001; Dev, 1960). Curiosamente, o α-humuleno, um análogo da zerumbona sem o grupo carbonilo α, β-insaturado na posição 8 da zerumbona, era inativo em comparação com a zerumbona (Murakami et al., 1999; Matthes *et al.*, 1980). Isto indica que o grupo carbonilo α, β insaturado na zerumbona desempenha um papel essencial na inibição do crescimento das células tumorais (Murakami et al, 2002; Matthes *et al*, 1980). A zerumbona também existe em algumas partes comestíveis, como os caules jovens e a inflorescência, que são utilizadas tradicionalmente na culinária (Kankuri, 1999).

Name: Zerumbone
Chemical Formula: $C_{15}H_{22}O$
Molecular Weight: 218
Chemical Class: Sesquiterpene
Discovery Type: Known Compound
Source: *Zingiber zerumbet, Z. aromaticum*

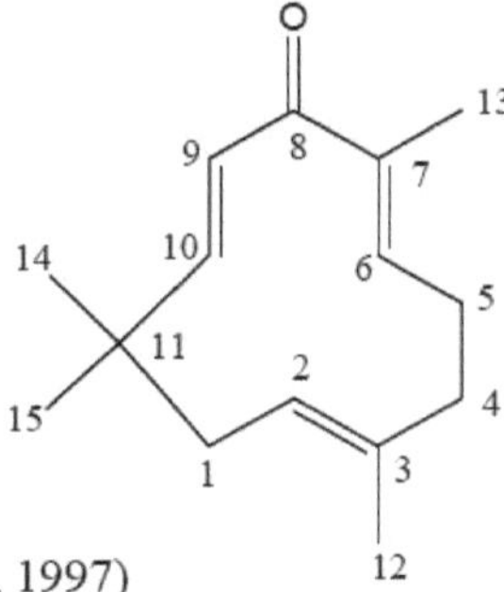

Figure 2.9: Chemical structure of zerumbone (Dai, J.-R. et al., 1997)

Os rizomas de *Zingiber zerumbet* são utilizados como tratamento tradicional anti-inflamatório (Fransworth., 1992), enquanto os rebentos jovens e a inflorescência são utilizados como condimentos (Jacquat, 1990). Descobriu-se que a zerumbona inibe a ativação do vírus Epstein-Barr induzida pelo promotor de tumor 12-0-tetradecanoilforpol-13 acetato (TPA) de forma patente (Murakami et al, 2002). A zerumbona é reconhecida como um supressor eficaz da expressão da ciclo-oxigenase (COX)-2 e da óxido nítrico sintase induzível (Murakami *et al*, 2003).

Um estudo de Nakamura (2004) mostrou que a zerumbona é um dos agentes quimiopreventivos promissores contra os cancros do cólon e da pele. A zerumbona inibe a formação de marcadores tumorais do cólon em ratos e induz a apoptose em linhas celulares de cancro do cólon. Inibe a proliferação de linhas celulares de adenocarcinoma do cólon humano de uma forma dependente da dose, enquanto o crescimento de fibroblastos dérmicos e do cólon humanos normais foi menos afetado (Nakamura, 2004). Foi demonstrado que a zerumbona inibe tanto os focos de criptas aberrantes de ratos induzidos por azoximetano como a formação de papilomas induzidos por éster de forbol na pele de ratos, como mais um sinal da sua eficácia na prevenção de cancros do cólon e da pele (Tanaka, 2001; Murakami, 2004).

Um estudo realizado por Murakami (2003) para avaliar o efeito da zerumbona e da nimesulida nos biomarcadores inflamatórios na mucosa do cólon mostrou que a zerumbona reduziu os níveis de biomarcadores inflamatórios e suprimiu a colite induzida por sulfato de sódio dextrano em ratos, enquanto a nimesulida suprimiu a colite sem afetar os biomarcadores inflamatórios.

O potencial da Zerumbona como agente anticancerígeno eficaz deve-se provavelmente às suas influências indutoras de apoptose e antiproliferativas (Kirana, 2003).

Descobriu-se recentemente que a zerumbona funciona em sinergia com a cisplatina na supressão do cancro do colo do útero experimental em ratos. Verificou-se também que este composto reduziu a dose terapêutica de cisplatina (Abdul *et al.,* 2008).

2.11 Conclusão

Existem muitos medicamentos anticancerígenos disponíveis, mas a procura é de medicamentos que matem seletivamente as células cancerígenas sem quaisquer efeitos secundários adversos para o doente. A zerumbona é um dos agentes quimiopreventivos promissores que pode ser desenvolvido para o tratamento dos cancros do colo do útero, do cólon e da pele e para o tratamento complementar da quimioterapia com cisplatina. Por conseguinte, o presente estudo teve como objetivo investigar a possibilidade de utilizar este composto natural como um co-tratamento para a cisplatina.

CAPÍTULO 3

MATERIAIS E MÉTODOS

3.1 Reagentes e artigos de laboratório

Todos os reagentes utilizados neste estudo são de qualidade analítica. Todos os copos e utensílios de plástico foram lavados com detergente e ácido, e enxaguados com água redestilada. A cisplatina e os outros produtos químicos foram obtidos da Sigma Chemical Co., St. Louis, MO, EUA. Os cristais puros de ZER foram preparados a partir do extrato fresco do rizoma de *Z. zerumbet*, de acordo com o método descrito anteriormente (Kirana *et al.*, 2003). A pureza dos cristais de ZER determinada por HPLC foi de 96 ± 0,9%, enquanto LC/MS confirmou que o peso molecular de ZER é 218,34 Da.

3.2 Animais

Cem ratos fêmeas foram alojados na sala de animais do Instituto de Biociências; UPM e mantidos a 20±2 °C com um ciclo de 12 horas de luz/obscuridade e humidade relativa de 50-60%. O acesso livre a alimentos e água foi permitido em todos os momentos. Os ratos foram alojados em gaiolas de plástico esterilizadas com aparas de madeira homogeneizadas como cama. Todos os protocolos experimentais realizados em animais foram feitos de acordo com os regulamentos estabelecidos pelo Comité Institucional de Cuidados e Utilização de Animais, Faculdade de Medicina Veterinária, UPM. Foram utilizados animais em três estudos *in vivo* diferentes para investigar a DL50, a toxicidade cutânea e as propriedades hepato e nefroprotectoras da zerumbona. As concepções experimentais serão explicadas nas respectivas secções deste capítulo.

3.3 Determinação da dose letal mediana (LD50) de zerumbona

Este estudo de toxicidade foi efectuado com quarenta ratos Sprague-Dawley fêmeas. Cada grupo de animais foi injetado, respetivamente, com várias doses de 100, 200, 500, 1000, 1500, 2000, 2500 e 3000 mg/kg de peso corporal de Zerumbone por via intraperitoneal. Os animais foram alimentados com água e comida imediatamente após a administração do medicamento. Os animais foram observados continuamente durante as primeiras 4 horas e depois de hora a hora durante as 24 horas seguintes e de 6 em 6 horas durante as 48 horas após a administração do extrato, para observar qualquer morte (Shah et al., 1997; Bürger et al., 2005). A DL50 aguda do composto foi calculada utilizando um programa de computador para análise probit.

3.4 Efeito das doses únicas de Zerumbone nas funções hepática e renal

Os ratos foram divididos em cinco grupos de cinco animais cada:

Grupo 1: os animais foram induzidos com uma única injeção intraperitoneal de 500 mg/kg (b.wt) de zerumbona.

Grupo 2: os animais receberam uma única injeção intraperitoneal de 200 mg de zerumbona/kg de peso corporal.

Grupo 3: os animais receberam uma única injeção intraperitoneal de 100 mg de zerumbon/kg de peso corporal.

Grupo 4: é o controlo negativo.

Grupo 5: os animais receberam uma única injeção intraperitoneal de 10 mg de cisplatina /kg ou DMSO como veículo.

A dose de zerumbona utilizada foi inferior à dose letal. O sangue foi recolhido por punção cardíaca. Os ratos foram sacrificados com éter. Os tecidos foram então recolhidos.

3.5 Redução da Nefrotoxicidade e Hepatotoxicidade Induzidas pela Cisplatina em Ratos Utilizando Zerumbona

Os ratos foram divididos em grupos (n = 5): Os ratos do Grupo 1 foram pré-tratados por via intraperitoneal durante 4 dias com zerumbona (100 mg/kg de peso corporal por dia, em óleo de milho). Os ratos do Grupo 2 foram pré-tratados por via intraperitoneal durante 4 dias com zerumbona (200 mg/kg de peso corporal por dia, em óleo de milho). Três horas após o pré-tratamento com zerumbona, foi injectada uma dose de 10 mg/kg de cisplatina nos ratos dos grupos 1 e 2. Os ratos do grupo 3 foram tratados por via intraperitoneal com cisplatina como controlo positivo. O grupo 4 foi tratado intraperitonealmente com óleo de sésamo. Os ratos do Grupo 5 foram tratados por via intraperitoneal com zerumbona (100 mg/kg b.wt) como controlo para o Grupo 1. Os ratos do grupo 6 foram tratados por via intraperitoneal com zerumbona (200 mg/kg de peso corporal) como controlo para o grupo 2. Os ratos do Grupo 7 foram tratados por via intraperitoneal com DMSO em água destilada, como controlo para o grupo da cisplatina.

3.6 Determinação das funções renais e hepáticas

Os níveis séricos de creatinina e de BUN foram medidos para determinar a função renal. Para avaliar a função hepática, foram medidos os níveis séricos de alanina amino transferase (ALT), aspartato aminotransferas (AST), fosfatase alcalina (ALP) e gama-glutamil transpeptidase (GGT). Todos os ensaios bioquímicos foram efectuados por espetrofotometria utilizando o Hitachi-912 Autoanalyser (Mannheim, Alemanha) com kits fornecidos pela Roche Diagnostics (Mannheim, Alemanha). Para obter dados com boa sensibilidade e validade, as amostras de soro foram analisadas em triplicado.

3.7 Exames histopatológicos

Os tecidos dos animais foram fixados em formalina a 10%. As amostras de rim e fígado foram incluídas em parafina, seccionadas a 5 horas e coradas com hematoxilina-eosina. Todas as secções foram examinadas com um fotomicroscópio (Olympus BH-2, Japão). As lesões renais foram determinadas com base na degeneração do espaço de Bowman e dos glomérulos, na degeneração dos túbulos proximais e distais, na congestão vascular e no edema intersticial. Os critérios para a lesão hepática foram a vacuolização dos hepatócitos e núcleos de hepatócitos picnóticos, a ativação das células de Kupffer e o aumento dos sinusóides. Cada espécime foi classificado utilizando uma escala que variava de 0 a 3 (0: nenhum, 1: ligeiro, 2: moderado e 3: grave) para cada critério. A pontuação total foi de 9 tanto para o rim como para o fígado. O exame histológico e a pontuação foram efectuados por análise cega.

3.8 Medição do MDA tecidular

Tecidos O malondialdeído (MDA) foi testado pelo método de Satoh (Satoh, 1978). Resumidamente, 10% (peso/volume) de homogenato de rim e fígado foram feitos em tampão fosfato 0,1 mol/dL e centrifugados a 4°c; 2795 g. 200µl de sobrenadante foram misturados com 0,67% de ácido 2-tiobarbitúrico (TBA) e 20% de solução de ácido tricloroacético, e aquecidos num banho de água a ferver durante 30 min. O cromogénio de cor rosa formado pela reação do TBA com o MDA foi determinado a 532 nm. Os resultados foram expressos em nmol de MDA/mg de proteína. O teor de proteínas no sobrenadante foi medido pelo método de Lowry. (Yingjun Liao *et al.*, 2008).

3.9 Medição dos níveis de GSH nos tecidos

T as amostras de tecido foram homogeneizadas em 10 volumes de ácido tricloroacético a 10% gelado e centrifugadas a 2795 g a 4 °C. O sobrenadante foi removido e recentrifugado a 3565 g a 4 °C. A GSH foi determinada utilizando um método espetrofotométrico que é uma modificação do procedimento de Ellman (Aykac, *et al.*, 1985).

3.10 Análise estatística

Todos os dados são expressos em média ± DP. Os dados histológicos (pontuação das lesões) foram comparados através do teste não paramétrico de Kruskal-Wallis, enquanto os outros parâmetros foram comparados através de ANOVA unidirecional seguido de testes de comparação múltipla *post hoc* Tukey HSD. O nível de erro do tipo 1 foi fixado *em* < 0,05 para todos os testes. Todas as análises estatísticas foram efectuadas utilizando o software SPSS (Chicago, IL, EUA) versão 16.0 para Microsoft Windows®.

CAPÍTULO 4
RESULTADO

4.1 Dose Letal Mediana (LD)50

No estudo de toxicidade aguda (Quadro 1), registou-se 100% de morte nos grupos de ratos que receberam 2500 e 3000mg de zerumbona/kg de peso corporal, enquanto 20 e 40% de morte, respetivamente, nos grupos que receberam 1500 e 2000mg/kg do composto. Não se registou qualquer morte nos grupos que receberam 100, 200, 500 e 1000 mg/kg b.wt. A toxicidade aguda média (LD_{50}) do composto foi determinada como sendo 1,84 g/kg de peso corporal.

Quadro 1: Dose letal mediana de zerumbona no rato

Doses (mg/kg b.wt)	Mortalidade	Sobreviventes (%)	Total
100		100%	5/5
200		100%	5/5
500		100%	5/5
1000		100%	5/5
1500	1	80%	4/5
2000	2	60%	3/5
2500	5	0%	0/5
3000	5	0%	0/5

4.2 Efeito de doses únicas de Zerumbone nas funções renais

Os resultados deste estudo mostraram que 500 mg de zerumbona/kg de peso corporal causaram uma redução significativa (p<05) na função renal, caracterizada por um aumento notável nos níveis de creatinina sérica e (BUN). (Tabela 2). Estes resultados indicam fortemente que a injeção intra-peritoneal única de 500 mg de zerumbona/kg de peso corporal prejudica a função renal.

O tratamento com outras doses únicas de 100 e 200 mg/kg de zerumbona durante 24 horas não induziu quaisquer anomalias nos níveis séricos de creatinina e (BUN). Além disso, este DMSO e o óleo de milho não induziram quaisquer alterações anormais no nível sérico de enzimas renais (Quadro 2).

4.3 Efeito de doses únicas de Zerumbone na histopatologia qualitativa e quantitativa e na observação clínica

Não foi observada nenhuma morte entre todos os grupos durante o período deste estudo. Foram obtidas amostras de rins e observadas sob microscopia. Os tecidos renais nos animais administrados com uma dose única de zerumbona 500 mg/kg b.wt mostraram danos celulares. Os danos renais foram reconhecidos pela degeneração grave nos glomérulos e túbulos (túbulos proximais e distais). Na dose única de 200 mg de zerumbona /kg de peso corporal dos animais tratados, a morfologia do tecido renal é quase normal. A caraterística morfológica dos tecidos renais dos animais injectados com 100 mg/kg de zerumbona é semelhante à morfologia do controlo, que revelou um aspeto normal e regular tanto dos glomérulos como dos túbulos. (Figuras 4.1- 4.5) Com referência ao aspeto morfológico dos tecidos renais de animais injectados com 500 mg de zerumbona /kg de peso corporal, a média da pontuação quantitativa das lesões é estatisticamente superior à do grupo de controlo normal ($p<0,05$). As doses de 100 e 200 mg de zerumbona /kg de peso corporal não apresentaram pontuação de lesão microscópica eficaz ($p<0,05$) (Tabela 3).

A pontuação média total, a degenerescência do espaço de Bowman e dos glomérulos, a degenerescência dos túbulos proximais e distais, a congestão vascular e o edema intersticial foram utilizados como índices para avaliar quantitativamente as lesões, tal como referido anteriormente. Relativamente a estes índices, a média mais elevada foi observada na dose única de 500 mg/kg e nos animais do grupo tratado com cisplatina.

4.4 Efeito de doses únicas de Zerumbone no nível de MDA

A peroxidação lipídica nos tecidos renais foi avaliada através de medições quantitativas dos níveis de MDA. Em animais injectados com 500 mg/kg b.wt de zerumbona e cisplatina, o nível de MDA é acentuadamente mais elevado em comparação com o controlo normal. O tratamento com as doses únicas de 100 e 200 mg/kg de zerumbona b.wt não revelou quaisquer níveis anormais de MDA (Tabela 4).

Quadro 2: Biomarcadores séricos renais de ratos tratados com zerumbona

Tratamentos	Creatinina (mg/dl)	BUN(mg/dl)
500 mg de ZER /kg de peso vivo	74.17 ±24.06	8.90 ±2.64
200 mg de ZER /kg de peso vivo	62.40 ±12.10	6.54 ±2.12
100 mg de ZER /kg de peso vivo	66.00 ±20.57	7.55 ±2.51
Óleo de milho (controlo negativo)	54.80 ±18.27	6.16 ±2.01
10 mg de cisplatina /kg de peso vivo	88.00* ±22.30	10.27* ±0.40

Os dados são expressos como média ± DP de cinco ratos para cada grupo. * Indica uma diferença significativa a 0,05

Tabela 3: Pontuação das lesões renais dos ratos tratados com zerumbona

Treatment	Degeneration of Bowman space and glomeruli	Degeneration of proximal and distal tubuli	Vascular congestion and interstitial edema
500mg ZER/kg b.w	1.27 ±0.41	1.10 ±0.54	1.41 ±0.41
200mg ZER/kg b.w	0.57 ±0.19	0.62 ±0.20	0.33 ±0.11
100mg ZER/kg b.wt	0.70 ±0.22	0.93 ±0.31	0.44 ±0. 21
10mg cisplatin /kg b.wt	3.00* ±1.00	3.00* ±1.00	3.00* ±1.00
Corn Oil Negative Control	0.00 ±0.05	0.00 ±0.05	0.00 ±0.05

Os dados são expressos como média ± DP de cinco ratos para cada grupo. * Indica uma diferença significativa a 0,05

Tabela 4: Níveis de malondialdeído (MDA) no tecido renal de ratos tratados com zerumbona

Treatments	MDA nmol/g
500 mg ZER /kg b.wt	1.01±0.20
200mg ZER /kg b.wt	0.62 ±0.12
100mg ZER /kg b.wt	0.83 ±0.21
Corn Oil (Negative Control)	0.50±0.01
10mg cisplatin /kg b.wt	2.76* ±0.16

Os dados são expressos como média ± DP de cinco ratos para cada grupo. * Indica uma diferença significativa a 0,05

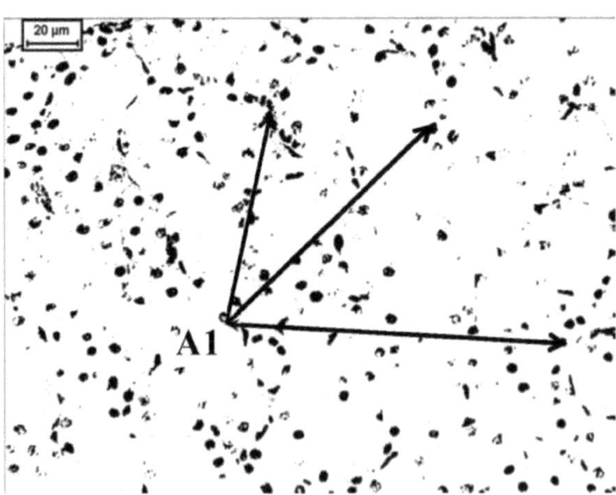

Figura 4.1: Efeito de 10 mg de cisplatina/kg de peso corporal no tecido renal do rato A1 Degeneração grave das células tubulares. Coloração H&E (ampliações: x100).

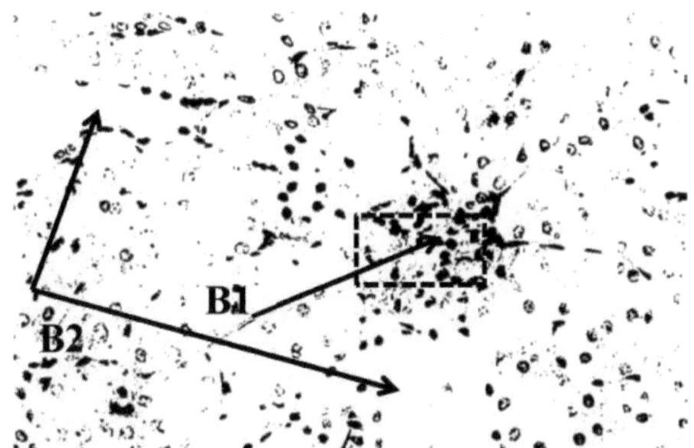

Figura 4.2: Efeito de 500 mg de ZER/kg de peso corporal no tecido renal do rato

B1: Degenerescência moderada do espaço de Bowman e congestão glomerular.B2: Degenerescência tubular moderada das células tubulares, H& E staning (ampliações: x100).

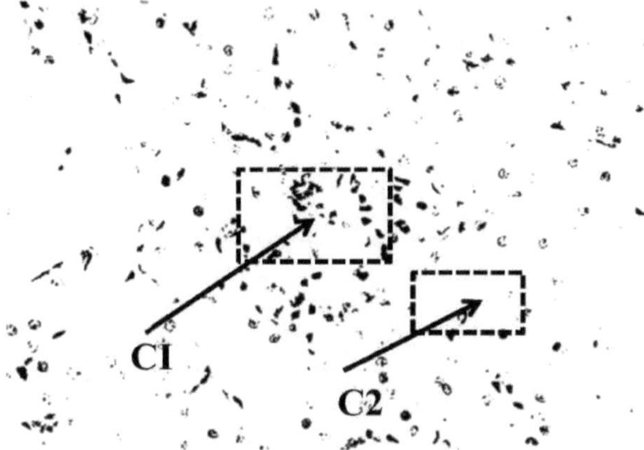

Figura 4.3: Efeito de 200 mg de ZER/kg de peso vivo no tecido renal do rato

C1: Aspeto histológico normal do espaço de Bowman e do glomérulo. C2: Aspeto histológico normal das células tubulares coloração de '& E (ampliações: x100).

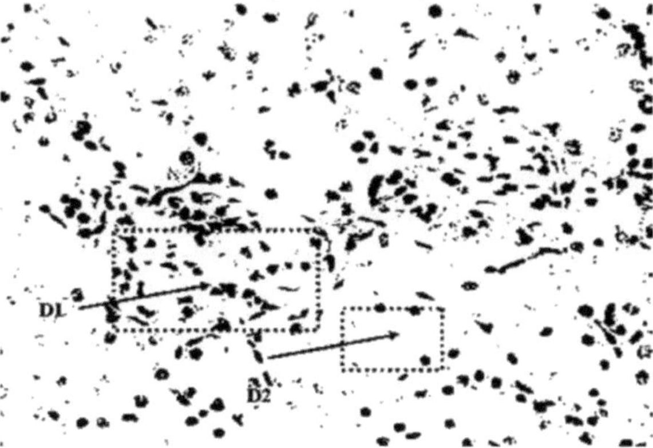

Figura 4.4: Efeito de 100 ZER mg/ kg de peso corporal no tecido renal do rato

D1: Aspeto histológico normal do espaço de Bowman e do glomérulo.D2: Aspeto histológico normal das células tubulares. Coloração H& E (ampliações: x100).

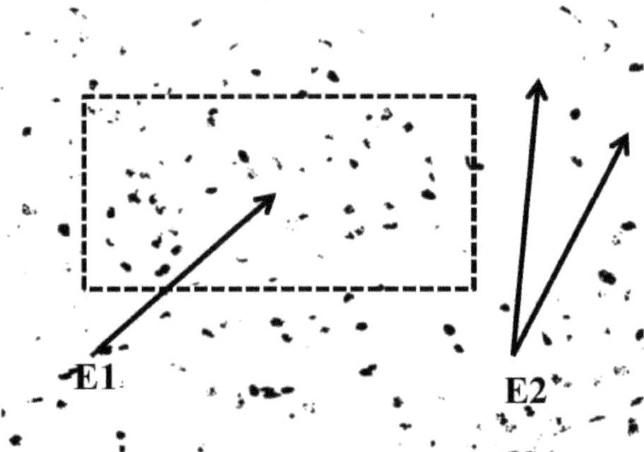

Figura 4.5: Efeito do controlo negativo do óleo de milho no tecido renal do rato

E1: Aspeto histológico normal do espaço de Bowman e do glomérulo. E2: Aspeto histológico normal das células tubulares. Coloração H& E (ampliações: x100).

4.5 Efeito de doses únicas de Zerumbone nas funções hepáticas

Os resultados deste estudo mostraram que a dose elevada de 500 mg/kg b.wt de zerumbona causou uma redução significativa na função hepática, caracterizada por um aumento notável no soro ALT, ALP, LDH e GGT (Tabela 5). Estas descobertas indicam fortemente que a injeção intra-peritoneal única de 500 mg/kg de zerumbona prejudica a função hepática.

O tratamento com outras doses únicas de 200mg/kg e 100mg/kg de zerumbona durante 24 horas não induziu quaisquer anomalias no nível sérico das enzimas da função hepática. Para além disso, o tratamento com DMSO e óleo de milho não induziu quaisquer alterações anormais no nível sérico das enzimas da função hepática (Quadro 5).

4.6 Efeito de doses únicas de Zerumbone na histopatologia qualitativa e quantitativa e na observação clínica

Não foi observada nenhuma morte em todos os grupos durante o período do estudo. Foram obtidas amostras de fígado e observadas ao microscópio. Os tecidos hepáticos em animais administrados com 500 mg/kg de peso corporal de zerumbona mostraram danos celulares. Esta lesão hepática foi reconhecida pela ativação grave das células de Kupffer, degeneração e aumento moderado dos sinusóides. Nos animais tratados com zerumbona 200 mg/kg b.wt, a morfologia do tecido hepático parece quase normal com parênquima hepático preservado. A caraterística morfológica do fígado dos animais injectados com zerumbona (100 mg/kg b.wt) é semelhante à morfologia do controlo com hepatócitos normais, células de Kupffer e sinusóides (Figuras 4.6 -4.11). De acordo com o aspeto morfológico dos fígados dos animais injectados com zerumbona (500 mg/kg b.wt), a média da pontuação quantitativa das lesões é estatisticamente superior à do grupo de controlo normal ($p<0,05$). A administração de zerumbona a 100 e 200 mg/kg b.wt não mostrou alterações microscópicas ($p<0,05$) (Tabela

6). A pontuação média total, a dilatação sinusoidal, a ativação das células de Kupffer e a vacuolização foram utilizadas como índices para avaliar quantitativamente as lesões, tal como mencionado anteriormente. Em relação a esses índices, a média mais alta foi observada no grupo tratado com zerumbona 500 mg/kg de peso corporal e cisplatina.

4.7 Efeito de doses únicas de Zerumbone no nível de MDA

A peroxidação lipídica nos tecidos do fígado foi medida de acordo com o nível de MDA. Em 500 mg/kg b.wt de zerumbona e em animais injectados com cisplatina, o nível de MDA é acentuadamente mais elevado em comparação com o controlo normal. O tratamento com zerumbona a 100 e 200 mg/kg b.wt não mostrou níveis anormais de MDA (Tabela 7).

Tabela 5: Enzimas da função hepática de ratos tratados com zerumbona

Treatment	ALT (U/L)	ALP (U/L)	GGT (U/L)
500 mg ZER /kg b.wt	88.98±22.3	272.83±66.41	3.33±0.52
200mg ZER /kg b.wt	63.96±18	250.40±42.05	2.06±0.35
100mg ZER /kg b.wt	62.77±18.2	248.67±42.09	1.83±0.61
Corn Oil (Negative Control)	60.34±19.05	243.80±67.52	1.00±0.21
10mg cisplatin /kg b.wt	144.10*±34	318.00*±71.73	5.00*±1.30

ALT: Alanina aminotransferase; ALP: Fosfatase alcalina; GGT: Gama-glutamil transpeptidase;Os dados são expressos como média ± DP de cinco ratos para cada grupo.* Denota diferença significativa a 0,05.

Tabela 6: Pontuação das lesões hepáticas dos ratos tratados com zerumbona

Treatment	Activation of Kupffer Cells	Sinusoidal dilatation	Vacuolization
500 mg ZER /kg b.wt	2.00 ± 0.45	1.20 ±0.40	1.90 ±0.61
200mg ZER /kg b.wt	0.32 ±0.06	0.83 ±0.21	1.09 ±0.33
100mg ZER /kg b.wt	0.29 ±0.09	0.79 ±0.20	1.07 ±0.35
Corn Oil (Negative Control)	0.20 ±0.05	0.40 ±0.12	0.00±0.00
10mg cisplatin /kg b.wt	3.00* ±1.00	3.00* ±0.90	3.00* ±0.08

Os dados são expressos como média ± DP de cinco ratos para cada grupo. * Denota uma diferença significativa a 0,05; 0=nenhuma; 1=leve; 2=moderada; 3=grave

Tabela 7: Níveis de malondialdeído (MDA) no tecido hepático de ratos tratados com zerumbona

Tratamentos	MDA nmol/g
500 mg de ZER /kg de peso vivo	5.38±1.56
200mg ZER /kg de peso vivo	2.84 ±0.91
100mg ZER /kg de peso vivo	2.60 ±0.84
Óleo de milho (controlo negativo)	2.74±0.89
10 mg de cisplatina /kg de peso vivo	6.81*±2.06

Os dados são expressos como média ± DP de cinco ratos para cada grupo. * Indica uma diferença significativa de 0,05

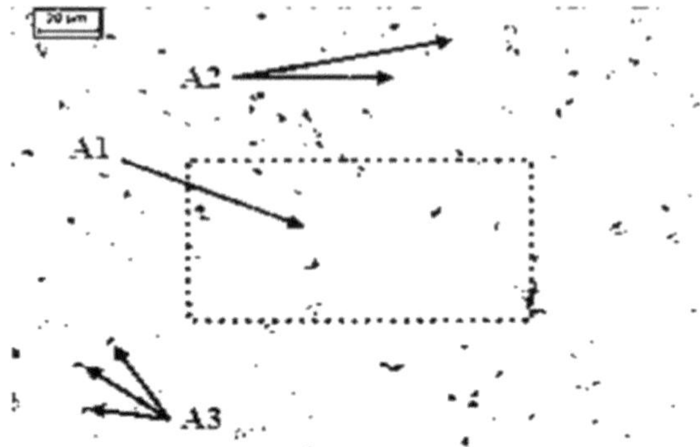

Figura 4.6: Efeito de 10 mg de cisplatina/kg de peso corporal no tecido hepático de ratos. A1: Hepatócitos gravemente degenerados (vacuolização).A2: Hemorragia grave no interior dos hepatócitos.A3: Aumento do número de células de Kupffer activadas coloração H&E (ampliações: x100).

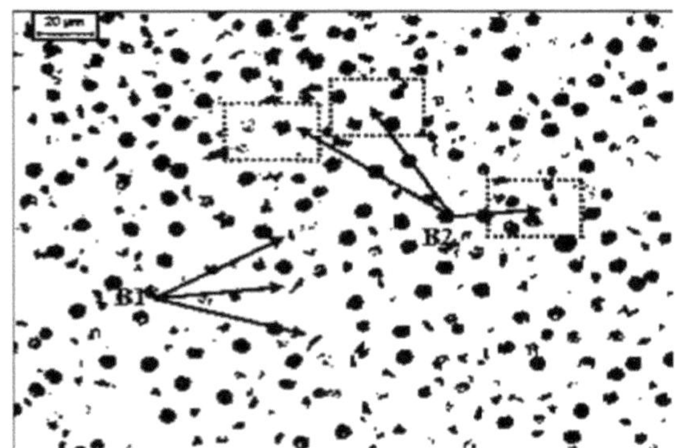

Figura 4.7: Efeito de 10mg 500mg de ZER /kg b.wt no tecido hepático de ratos B1: Aumento do número de células de Kupffer activadas.B2: Ligeira B1: Aumento do número de células de Kupffer activadas.B2: Ligeira degeneração dos hepatócitos (vacuolização). Coloração H& E (ampliações: x100).

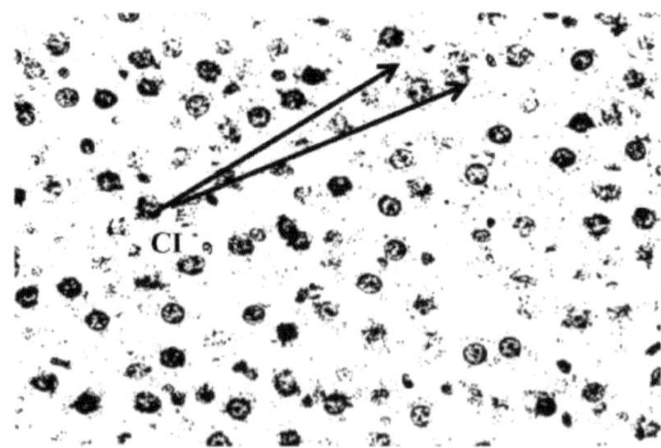

Figura 4.8: Efeito de 200 mg de ZER /kg b.wt no tecido hepático de ratos. C1: Aumento do número de células de Kupffer activadas (aspeto histológico semi-normal do fígado) coloração H&E (ampliações: x100).

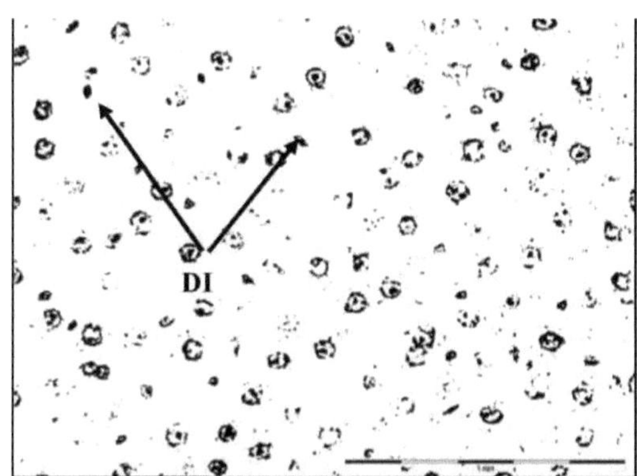

Figura 4.9: Efeito de 100 mg de ZER/kg b.wt no tecido hepático de ratos. D1 Aumento do número de células de Kupffer activadas (aspeto histológico semi-normal do fígado) coloração H& E (ampliações: x100).

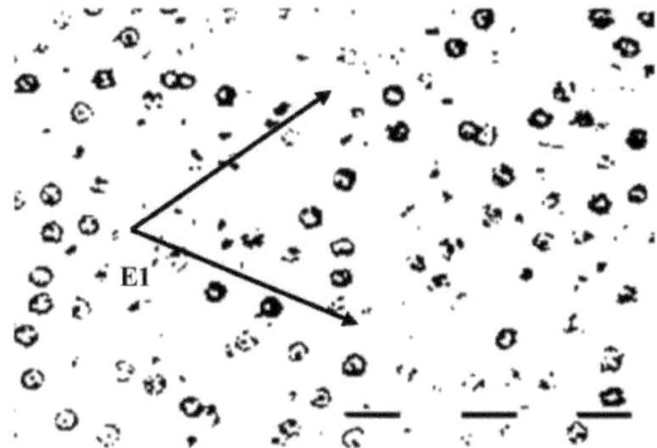

Figura 4.10: Efeito do DMSO no tecido hepático do rato E1: Número normal de células de Kupffer activadas Aspeto histológico normal da coloração H& E do fígado (ampliações: x100).

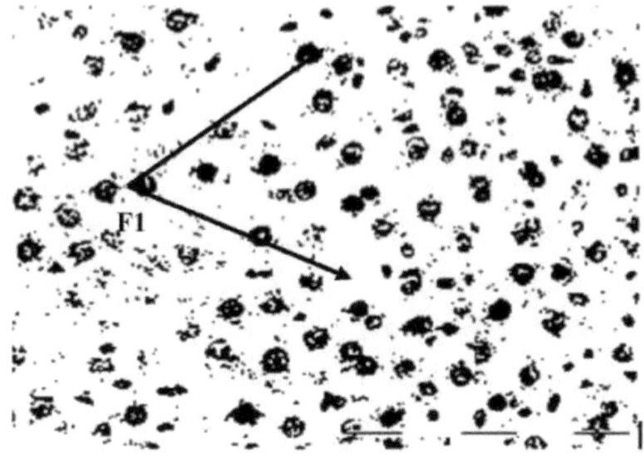

Figura 4.11: Efeito do óleo de milho no tecido hepático do rato F1- Número normal de células de Kupffer activadas Aspeto histológico normal da coloração H& E do fígado (ampliações: x100).

4.8...O efeito da Zerumbona na disfunção renal induzida pela Cisplatina

Os resultados deste estudo mostraram que a cisplatina causou um aumento notável na concentração de creatinina sérica e (BUN) (Tabela 8). Estes resultados indicam fortemente que a injeção intra-peritoneal única de 10 mg/ kg de cisplatina b.wt causa danos renais.

O pré-tratamento com zerumbona durante 4 dias inverteu significativamente a elevação induzida pela cisplatina nos níveis séricos de creatinina e (BUN). O tratamento com DMSO e óleo de milho, no entanto, não induziu qualquer alteração anormal no nível sérico das concentrações dos parâmetros renais. Além disso, os níveis séricos destas enzimas não são afectados pelo tratamento com zerumbona (Quadro 8).

4.9 Efeito da Zerumbona na Histopatologia Qualitativa e Quantitativa e na Observação Clínica

Não foi observada qualquer mortalidade durante o período deste estudo. Foram obtidas amostras de rins e observadas ao microscópio. Os tecidos renais dos animais tratados com cisplatina revelaram danos celulares. O dano renal foi reconhecido como degeneração grave nos glomérulos e túbulos (túbulos proximais e distais). Nos animais pré-tratados com zerumbona, a morfologia do tecido renal manteve-se quase normal. A caraterística morfológica dos tecidos renais dos animais tratados com zerumbona é semelhante à morfologia do controlo, que revelou uma morfologia normal do tecido renal (Figuras 4.12-4.17). Os tecidos renais dos ratos tratados com cisplatina apresentaram maior média de lesões do que o grupo de controlo normal ($p<0,05$). A administração de zerumbona reduziu eficazmente a pontuação da lesão microscópica ($p<0,05$) (Tabela 9).

A pontuação média total, a degenerescência do espaço de Bowman e do glomérulo, a degenerescência dos túbulos proximais e distais, a congestão vascular e o edema intersticial foram utilizados como índices para avaliar quantitativamente as lesões, tal como referido anteriormente. Relativamente a estes índices, a média mais elevada foi observada nos animais do grupo tratado com cisplatina.

4.10 O efeito da Zerumbona nos níveis de MDA e GSH

A peroxidação lipídica nos tecidos renais foi avaliada através da determinação dos níveis de MDA. Nos animais injectados com cisplatina, o nível de MDA é acentuadamente mais elevado em comparação com o controlo normal. O pré-tratamento com zerumbona diminui os níveis de MDA, que são significativamente diferentes da média do nível de MDA em animais tratados com cisplatina (Tabela 10). Entretanto, o nível endógeno de GSH foi fortemente depletado por uma única injeção intraperitoneal de 10 mg/kg de cispaltin b.wt. No entanto, esta depleção foi invertida pelo pré-tratamento de zerumbona em injecções de 100 mg/kg b.wt e 200 mg/g b.wt (Quadro 10).

Quadro 8: Biomarcadores séricos renais de ratos tratados com zerumbona

Tratamentos	Creatinina (mg/dL)	BUN(mg/dL)
100 mg de ZER/kg +cisplatina	91.25±16.42	7.53±2.92
200 mg de ZER/kg +cisplatina	73.00±12.17	7.95±3.51
10 mg de cisplatina / kg de peso vivo	123.67*±16.77	17.30*±0.61
Óleo de milho (controlo negativo)	70.50±4.20	6.83±0.68
DMSO	75.50±8.89	7.33±1.27
200 mg de ZER/kg de peso vivo	72. 00±4.42	7.62±0.72
100/mgZER/kg p.a.	77. 00±7.00	5.33±1.25

Os dados são expressos como média ± DP de cinco ratos para cada grupo. * Indica uma diferença significativa a 0,05.

Tabela 9: Pontuação das lesões renais dos ratos tratados com zerumbona

Tratamentos	Degeneração do espaço de Bowman e do glomérulo	Degeneração dos túbulos proximais e distais	Congestão vascular e edema intersticial
100 mg de ZER/kg +cisplatina	1.33±0.44	1.00±0.28	0.33±0.00
200 mg de ZER/kg +cisplatina	0.80±0.25	1.60±0.51	0.24±0.21
10 mg de cisplatina / kg de peso vivo	3.00*±0.05	3.00*±0.05	3.50*±1.50
Óleo de milho (controlo negativo)	0.00±0.05	0.00±0.05	0.00±0.00
DMSO	0.00±0.05	0.00±0.05	0.00±0.00
200 mg de ZER/kg de peso vivo	1.25±.0.40	1.75±0.50	0.50±0.12
100/mgZER/kg p.a.	1.50±0.48	0.90±0.20	0.75±0.16

Os dados são expressos como média ± DP de cinco ratos para cada grupo. * Indica uma diferença significativa a 0,05.

Quadro 10: Nível de malondialdeído nos rins e teor de glutatião nos ratos tratados com zerumbona

Tratamentos	MDA nmol/g	GSH nmol/g
100 mg de ZER/kg +cisplatina	0.38 ± 0.05	1.66 ± 0.15
200 mg de ZER/kg +cisplatina	0.33 ± 0.10	1.90 ± 0.16
10 mg de cisplatina / kg de peso vivo	1.10* ± 0.17	4.87* ± 0.36
Óleo de milho (controlo negativo)	0.41 ± 0.09	1.91± 0.14
DMSO	0.43 ± 0.07	1.89 ± 0.12
200 mg de ZER/kg de peso vivo	0.40 ± 0.12	1.73 ± 0.11
100/mgZER/kg p.a.	0.42 ± 0.10	1.70 ± 0.11

Os dados são expressos como média ± DP de cinco ratos para cada grupo. * Indica uma diferença significativa a 0,05.

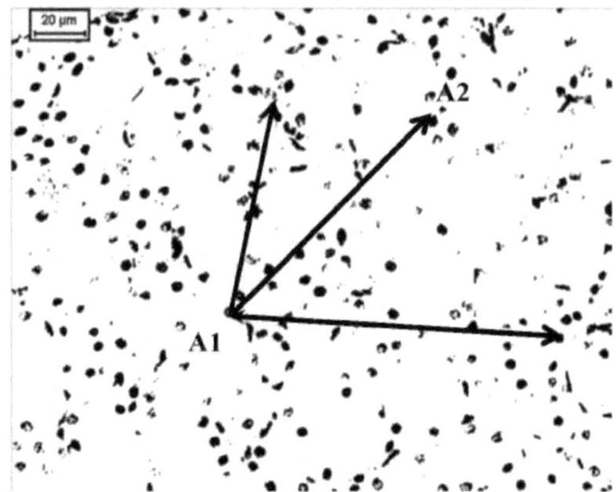

Figura 4.12: Efeito de 10 mg de cisplatina/kg de peso corporal no tecido renal do rato A1: Congestão glomerular grave. A2: Degeneração grave das células tubulares. Coloração H& E (ampliações: x100).

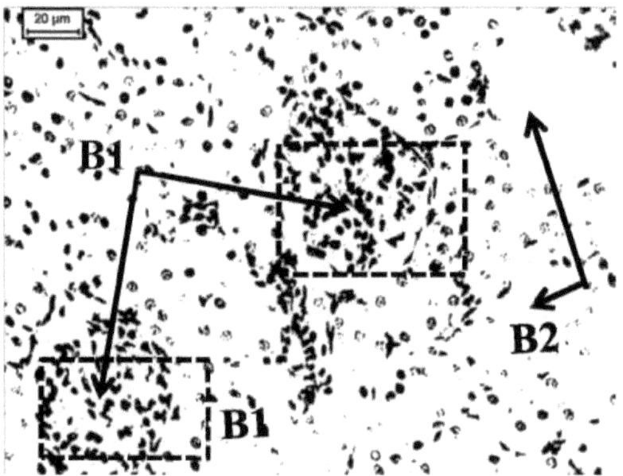

Figura 4.13: Efeito de 200 mg de ZER /kg de peso corporal + 10mg de cisplatina/kg de peso corporal no tecido renal do rato B1: Congestão glomerular ligeira. B2: Degeneração tubular moderada nas células tubulares. Coloração H& E (ampliações: x100).

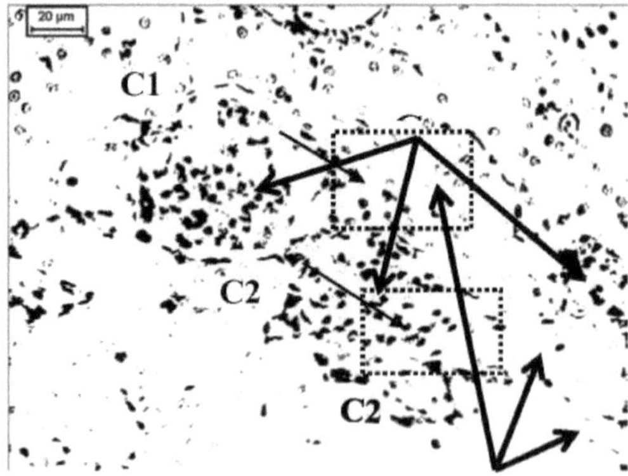

Figura 4.14: Efeito de 100 mg/kg de ZER b.wt +10mg de cisplatina/kg b.wt no tecido renal do rato

CI: Congestão glomerular ligeira.

C2: Degeneração tubular moderada em células tubulares.

Coloração H& E (ampliações: x100).

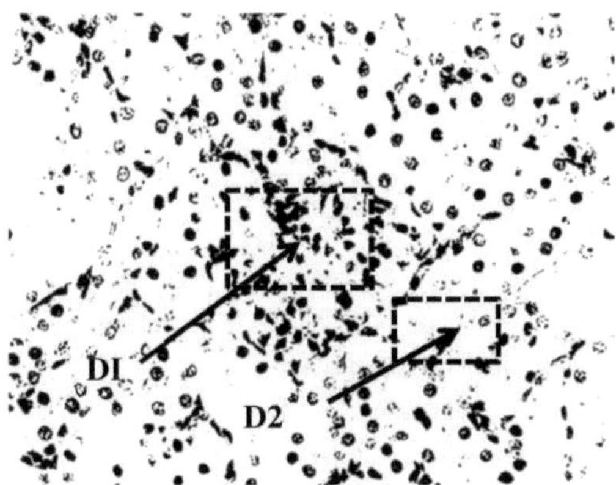

Figura 4.15: Efeito de 200 mg/kg de ZER no tecido renal do rato D1 Aspeto histológico normal do glomérulo. D2 Aspeto histológico normal das células tubulares. Coloração H& E (ampliações: x100.)

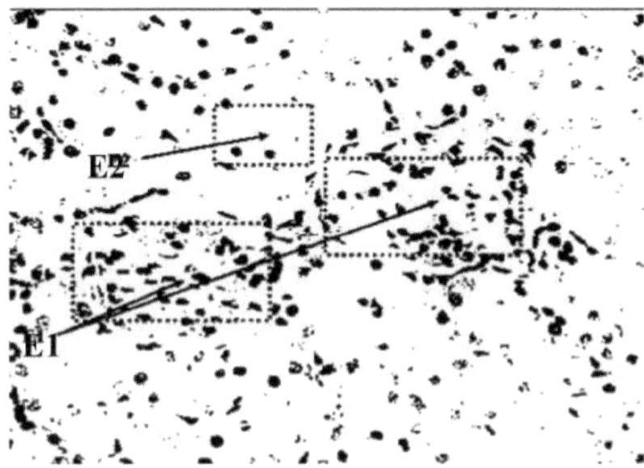

Figura 4.16: Efeito do controlo de 100 mg de ZER /kgb.wt no tecido renal do rato E1: Aspeto histológico normal do glomérulo. E2: Aspeto histológico normal das células tubulares. Coloração H& E (ampliações: x100).

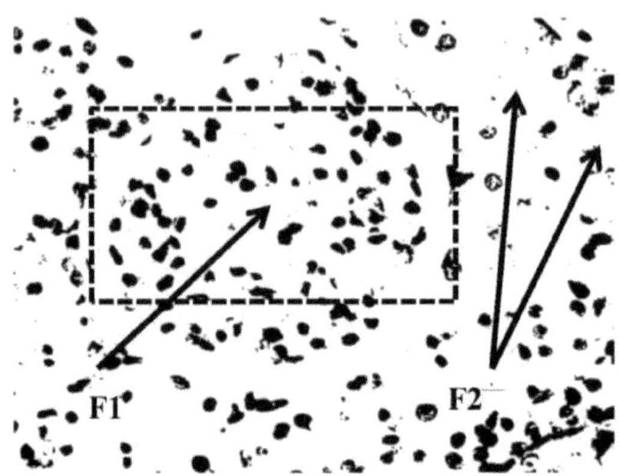

Figura 4. 17: Efeito do óleo de milho no tecido renal

F1: Aspeto histológico normal do glomérulo.

F2: Aspeto histológico normal das células tubulares.

Coloração H& E (ampliações: x100).

4.11 O efeito da Zerumbona na disfunção hepática induzida pela cisplatina

Os resultados deste estudo mostraram que a cisplatina causou uma redução significativa da função hepática, caracterizada por um aumento notável dos níveis séricos de ALT, ALP, AST e GGT (Quadro 11). Estes resultados indicam fortemente que a injeção intra-peritoneal única de 10 mg/kg de peso corporal de cisplatina causa danos no fígado.

O pré-tratamento com zerumbona durante 4 dias anulou significativamente a elevação induzida pela cisplatina nos níveis séricos de ALT, ALP, AST e GGT. Além disso, o tratamento com DMSO e óleo de milho não induziu qualquer alteração anormal no nível sérico das enzimas da função hepática. Além disso, os níveis séricos destas enzimas não são afectados pelo tratamento com zerumbona (Tabela 11).

4.12. Efeito da Zerumbona na Histopatologia Qualitativa e Quantitativa e na Observação Clínica

Não foi observada nenhuma morte entre os grupos de ratos durante o período do estudo. Foram obtidas amostras de fígado e observadas ao microscópio. Os tecidos hepáticos dos animais administrados com Cisplatina apresentaram danos celulares. Este dano hepático foi reconhecido pela ativação grave das células de Kupffer, degeneração e aumento moderado dos sinusóides. Nos animais pré-tratados com zerumbona, a morfologia do tecido hepático parece quase normal com parênquima hepático preservado. A caraterística morfológica do fígado dos animais injectados com zerumbona é semelhante à morfologia dos hepatócitos normais, das células de Kupffer e dos sinusóides (Figuras 4.18-4.23). De acordo com o aspeto morfológico dos fígados dos animais injectados com cisplatina, a média da pontuação da lesão é estatisticamente superior à do grupo de controlo normal ($p<0,05$). A administração de zerumbona reduziu significativamente a pontuação da lesão microscópica (p<0,05) (Tabela 12). A pontuação média total, a dilatação sinusoidal, a ativação das células de Kupffer e a vacuolização foram utilizadas como índices para avaliar quantitativamente a lesão. Com relação a esses índices, a média mais alta foi observada no grupo tratado com cisplatina.

4.13 O efeito da zerumbona nos níveis de MDA e GSH

A peroxidação lipídica nos tecidos do fígado foi medida com base no nível de MDA. Nos animais injectados com cisplatina, o nível de MDA nos tecidos é acentuadamente mais elevado em comparação com o controlo normal. O pré-tratamento com zerumbona diminui os níveis de MDA, que são significativamente diferentes do nível de MDA em animais tratados com cisplatina (Tabela 12). O nível endógeno de GSH foi fortemente depletado pela injeção intraperitoneal única de 10 mg / kg b.wt cisplatina. No entanto, esta depleção não foi mostrada em ratos pré-tratados com zerumbona a 100 e 200 mg/kg b.wt (Tabela 13).

Tabela 11: Enzimas da função hepática de ratos tratados com zerumbona

Tratamentos	ALT (U/L)	AST (U/L)	ALP (U/L)	GGT (U/L)
100mg ZER/kg+cisplatina	69.20 ± 19.61	199.92 ± 72.42	21.66 ± 4.32	2.50 ±1.10
200 mg de ZER/kg+cisplatina	69.35 ± 24.27	244.23 ± 83.73	22.44 ± 6.60	2.66 ±1.21
10 mg de cisplatina / kg de peso vivo	210.22*± 51.67	441.40*± 93.93	49.39* ± 10.47	5.66* ±1.15
Óleo de milho (controlo negativo)	45.90 ± 17.33	152.70 ± 38.28	12.69 ± 3.81	3.00 ± 0.81
DMSO	53.60 ± 12.22	260.92 ± 66.28	13.67 ± 1.70	2.25 ±1.70
200 mg de ZER/kg de peso vivo	48.80 ± 12.72	201.44 ± 82.66	18.21 ± 4.83	1.80 ± 0.83
100/mgZER/kg p.a.	43.20 ± 3.60	159.90 ± 61.70	13.09 ± 3.57	1.66 ± 0.57

ALT: alanina aminotransferase; AST: aspartato aminotransferase; ALP: fosfatase alcalina; GGT Gama-glutamil transpeptidase: Os dados são expressos como média ± DP de cinco ratos para cada grupo. * Indica uma diferença significativa a 0,05

Tabela 12: Pontuação das lesões hepáticas dos ratos tratados com zerumbona

Tratamentos	Vacuolização	Ativação das células de Kupffer	Dilatação sinusoidal
100 mg de ZER/kg +cisplatina	1.67 ± 1.1	1.33 ± 0.58	1.10 ± 0.0
200 mg de ZER/kg +cisplatina	1.00 ± 0.7	1.00 ± 0.00	1.60 ± 0.5
10 mg de cisplatina / kg de peso vivo	3.00 ± 0.05	3.00 ± 0.00	3.00 ± 0.0
Óleo de milho (controlo negativo)	0.00 ± 0.05	0.00 ± 0.00	0.00 ± 0.0
DMSO	0.00 ± 0.05	0.00 ± 0.00	0.00 ± 0.0
200 mg de ZER/kg de peso vivo	1.25 ± 0.05	1.20 ± 0.00	1.20 ± 0.0
100/mgZER/kg p.a.	0.00 ± 0.05	1.01 ± 0.00	1.50 ± 1.0

Os dados são expressos como média ± DP de cinco ratos para cada grupo. * Indica uma diferença significativa a 0,05

Tabela 13: Nível de malondialdeído no fígado e teor de glutatião dos ratos tratados com zerumbona

Tratamentos	MDA nmol/g	GSH nmol/g
100mg ZER/kg b.wt +cisplatina	3.52 ± 1.36	1.66 ± 0.45
200mg ZER/kg b.wt+cisplatina	3.23 ± 1.44	1.90± 0.67
10 mg de cisplatina / kg de peso vivo	8.92*± 3.10	0.51*± 0.12
Óleo de milho (controlo negativo)	1.18 ± 0.66	0.91± 0.31
DMSO	2.92 ± 1.34	1.02± 0.23
200 mg de ZER/kg de peso vivo	3.11 ± 0.93	1.2± 0.36
100/mgZER/kg p.a.	2.81 ± 0.96	1.2± 0.27

Os dados são expressos como média ± DP. de cinco ratos para cada grupo. * Indica uma diferença significativa a 0,05.

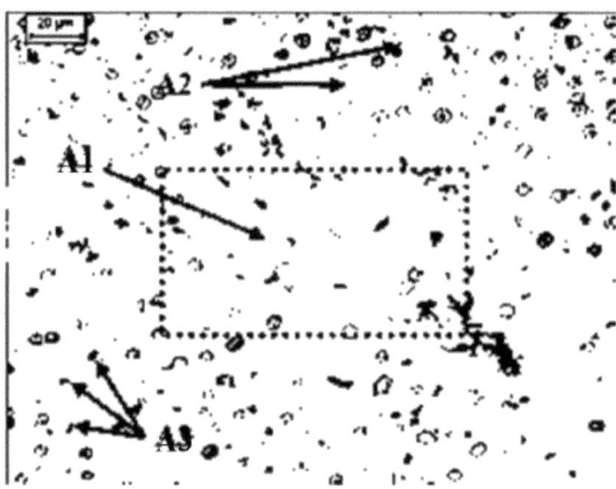

Figura 4. 18: Efeito de 10 mg de cisplatina/kg de peso vivo no tecido hepático de ratos. A1: hepatócitos severamente degenerados. A2: hemorragia grave no interior dos hepatócitos. A3: aumento do número de células de Kupffer activadas. Coloração H& E (ampliações: x100).

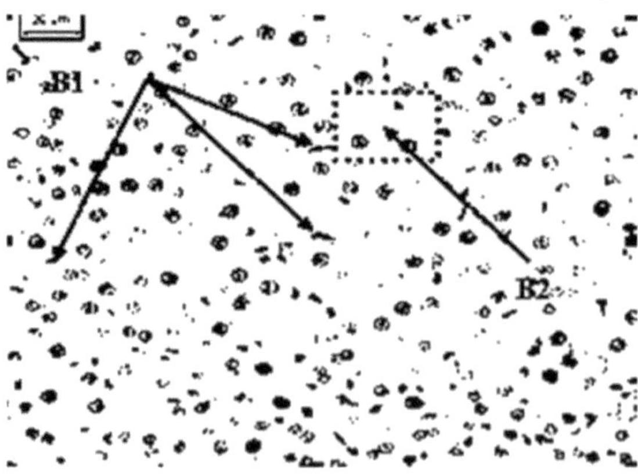

Figura 4.19: Efeito de 200 mg de ZER/kg de peso corporal + 10 mg de cispltina/kg de peso corporal.

B1: aumento do número de células de Kupffer activadas. B2: hepatócitos ligeiramente degenerados. Coloração H& E (ampliações: x100).

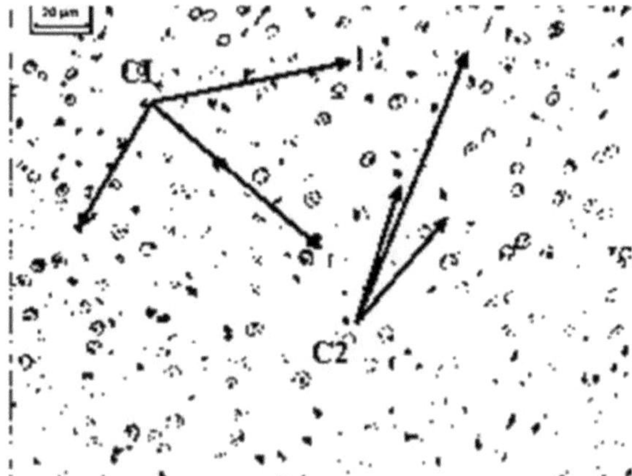

Figura 4. 20: Efeito de 100 mg de ZER / kg de peso corporal + 10 mg de cisplatina / kg de peso corporal no tecido hepático do rato, C1: aumento do número de células de Kupffer activadas C2: hemorragia no tecido hepático

Coloração H& E (ampliações: x100).

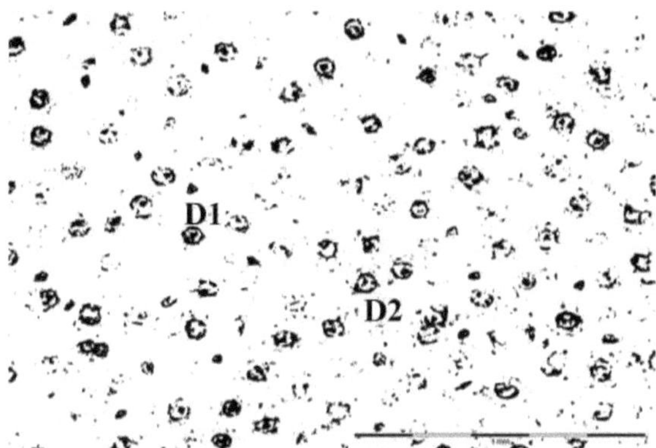

Figura 4. 21: Efeito delOOmg ZER /kg b.wt no tecido hepático de ratos, Dl: aumento do número de células de Kupffer activadas. B2: hepatócitos ligeiramente degenerados (vacuolização). Aspeto histológico semi normal da coloração H&E do fígado (ampliações: x100).

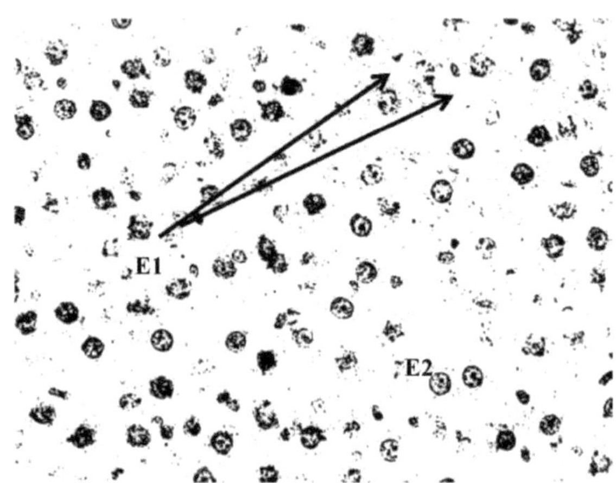

Figura 4. 22: Efeito de 200mg de ZER /kg b.wt no tecido hepático de ratos, E1: aumento do número de células de Kupffer activadas. E2: hepatócitos ligeiramente degenerados (vacoulização). Aspeto histológico semi normal da coloração H&E do fígado (ampliações: x100).

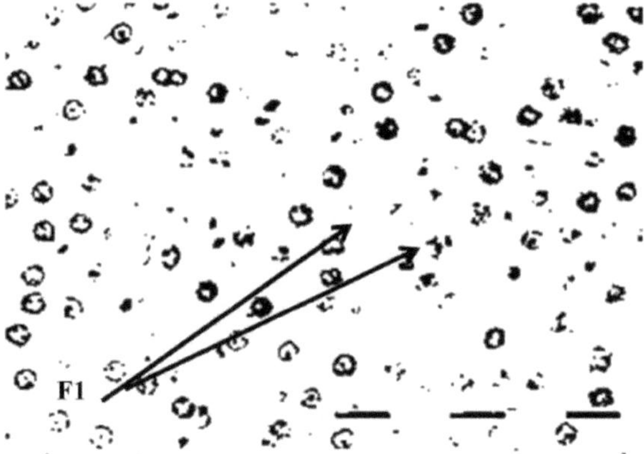

Figura 4. 23: Efeito do DMSO no tecido hepático do rato

F1: número normal de células de kupffer (aspeto histológico normal do fígado). Coloração H& E (ampliações: x100).

CAPÍTULO 5

DISCUSSÃO

5.1 Dose Letal Mediana (LD50)

Nos últimos tempos, os medicamentos à base de plantas têm recebido grande atenção como alternativas aos produtos farmacêuticos sintéticos, levando ao aumento da sua procura (Mythilypriya *et al.,* 2007). Um inquérito da Organização Mundial de Saúde (OMS) indicou que entre 70-80% das populações mundiais recorrem a medicamentos não convencionais, principalmente de origem vegetal, nos seus cuidados de saúde primários. Este é especialmente o caso nos países em desenvolvimento, onde o custo de consultar um médico de estilo ocidental e o preço dos medicamentos estão para além das possibilidades da maioria das pessoas (Dyson, 1998; Chan, 2003).

Apesar da utilização generalizada de medicamentos à base de plantas em todo o mundo, foram efectuados poucos estudos científicos para determinar a sua segurança e eficácia. Neste contexto, foi examinada a dose letal média de um composto natural pertencente a uma família de plantas de gengibre, Zingiberaceae. Foram identificados vários ingredientes alimentares desta família do gengibre e as suas actividades biológicas foram elucidadas (Aggarwal e Shishodia, 2006; Surh, 1999). Entre os ingredientes activos da planta do gengibre encontra-se a zerumbona, que é utilizada inicialmente como adjuvante anti-inflamatório para entorses e no tratamento de doenças humanas. Além disso, o seu rizoma tem sido utilizado frequentemente como especiaria na cozinha tradicional (Chiu e Chang, 1986). Foram relatadas as bioactividades da zerumbona, que incluem anticarcinogénese (Takada, 2001; Murakami e Aggarwal, 2005), anti-inflamação (Murakami *et al.,* 2003) e, mais recentemente, no nosso próprio laboratório, efeito anti-cancro do colo do útero (Abdul *et al.,* 2009). Apesar da evidência das suas actividades biológicas e benefícios terapêuticos, não foram realizados estudos toxicológicos sobre o extrato desta planta.

A investigação da toxicidade aguda é o primeiro passo na análise toxicológica de medicamentos à base de plantas. Neste relatório, o extrato de zerumbona administrado numa dose única intraperitoneal até 1000 mg/kg b.wt a ratos não produziu qualquer mortalidade.

A DL50 da zerumbona é de 1,84 g/kg de peso vivo. Com base na classificação de Loomis e Hayes (1996), segundo a qual as substâncias com LD_{50} entre 500 e 5000 mg/kg b.wt são consideradas ligeiramente tóxicas e praticamente não tóxicas, os presentes resultados sugerem que a zerumbona é segura num tratamento de dose única.

5.2 Efeito de doses únicas de Zerumbone nas funções renal e hepática

Este estudo foi efectuado para avaliar os efeitos nefrotóxicos e hepatotóxicos de um composto natural, a zerumbona, em ratos fêmeas *(Sprague-Dawley). Os* ratos receberam doses intraperitoneais únicas de zerumbona em 3 concentrações diferentes 500 mg/kg de peso corporal, 200 e 100 mg/kg de peso corporal e foram incubados *in vivo* durante 24 horas. Os ratos de controlo foram tratados com óleo de milho. Durante a lesão do tecido renal e hepático, os biomarcadores como a creatinina, o azoto ureico no sangue (BUN), a ALP, a ALT e a GGT aumentaram no sangue. O resultado não mostrou diferença significativa nestes biomarcadores séricos nos grupos de dose única de 500mg de zerumbona /kg b.wt e cisplatina ($p<0,05$).

Estes resultados indicam que não existe lesão hepatocelular e nefrocelular nos ratos tratados com 100 e 200 mg de zerumbona /kg b.wt. Isto foi posteriormente confirmado por exames histológicos de secções de fígado utilizando coloração H&E e examinadas sob microscopia ótica.

Os resultados deste estudo sugerem que uma dose única de 100 a 200 mg de zerumbona /kg b.wt não teve efeitos nocivos nos tecidos de ratos fêmeas *(Sprague-Dawley).*

5.3 Atenuação da nefrotoxicidade e hepatotoxicidade induzidas pela cisplatina em ratos utilizando zerumbona

Os resultados deste estudo atual revelaram que o pré-tratamento diário de ratos com zerumbona melhora acentuadamente as disfunções renais e hepáticas induzidas pela cisplatina e os danos nos tecidos, conforme demonstrado por exames histopatológicos e ensaios bioquímicos, e pelos níveis de GSH e MDA nos tecidos renais e hepáticos dos ratos. Estudos recentes relataram a utilização potencial da zerumbona como um candidato a medicamento anti-cancro (Sakinah *et al.,* 2007; Abdul *et al.,* 2008**).** No entanto, nenhum relatou as acções deste composto contra a nefrotoxicidade e a hepatotoxicidade da cisplatina. Tanto quanto sabemos, o presente estudo é o primeiro a investigar e a explorar a utilização da zerumbona na prevenção da nefrotoxicidade e da hepatotoxicidade induzidas pela cisplatina.

Os agentes platinantes são uma classe importante de agentes quimioterapêuticos para o cancro, sendo a cisplatina e a carboplatina utilizadas com frequência e de forma abrangente no tratamento de carcinomas testiculares, ginecológicos, da cabeça e do pescoço e do pulmão, enquanto outro análogo, a oxaliplatina, está a tornar-se um pilar do tratamento do cancro colorrectal (Rabik e Dolan, 2007). As contra-indicações clínicas da cisplatina estão bem documentadas como o fator limitante da dose mais importante na quimioterapia do cancro, mas, com doses elevadas de cisplatina, verifica-se hepatotoxicidade e nefrotoxicidade (Weijl *et al.,* 2004). Por conseguinte, para ultrapassar estas contra-indicações, os produtos naturais de origem vegetal foram examinados quanto à sua capacidade de o fazer (Hong *et al.,* 2005).

Zingiberaceae é uma família botânica que possui potenciais compostos nefroprotectores, como a curcumina de *Curcuma longa* e o xanthorrhizol de *Curcuma xanthorrhiza* (Kim *et al.,* 2005). Foi demonstrado que a zerumbona, um fitoquímico isolado de *Zingiber zerumbet* da família Zingiberaceae, possui actividades quimiopreventivas, anti-inflamatórias, de eliminação de radicais livres e propriedades de ativação de enzimas metabolizadoras de medicamentos de fase II (Murakami *et al.,* 2003; Abdul *et al.,* 2008**).** Além disso, sabe-se que a propriedade citotóxica da zerumbona é citoselectiva para as células cancerígenas em comparação com as células normais (Sakinah *et al.*, 2007).

Um estudo anterior realizado no nosso laboratório demonstrou que a zerumbona actua em sinergia com a cisplatina para inibir a neoplasia intra-epitelial cervical induzida *in utero* em ratinhos Balb/c. Este sinergismo conduz posteriormente à redução da dose curativa de cisplatina e, subsequentemente, às suas complicações clínicas (Abdul *et al.*, 2008).

Estudos experimentais em animais mostraram que uma dose mínima de cisplatina (5mg/kg de peso corporal) era adequada para persuadir a toxicidade em ratos (Ravi *et al.*, 1995). Uma dose mais elevada de (12 mg de cisplatina / kg de peso corporal) corresponde à dose humana equivalente atualmente utilizada. No presente estudo, foi utilizada uma dose de 10 mg de cisplatina /kg de peso corporal, i.p., que demonstrou um aumento significativo dos biomarcadores séricos renais e hepáticos, MDA e GSH, bem como lesões histopatológicas nestes tecidos.

A evidência bioquímica de lesão tecidular foi demonstrada por níveis elevados de BUN, creatinina sérica, AST, ALT, ALP e GGT. No nosso estudo atual, a cisplatina (10 mg/kg de peso corporal) administrada intraperitonealmente a ratos Sprague-Dawley conduziu a níveis notavelmente elevados destes marcadores bioquímicos. Pelo contrário, o pré-tratamento intraperitoneal com zerumbona (100 e 200 mg/kg b.wt) anulou significativamente estas elevações. Estes resultados bioquímicos foram ainda confirmados por evidências de exames microscópicos.

Os agentes platinantes aquecem no citoplasma celular, o que lhes permite reagir com moléculas que contêm tiol, incluindo a glutationa (GSH). Sabe-se que concentrações elevadas destes compostos induzem resistência contra a cisplatina (Ali *et al.*, 2008). A própria glutationa actua como um antioxidante para a célula; ajuda a manter o ambiente redox, mantendo os grupos sulfidrilo reduzidos. Pensa-se que a cisplatina é desintoxicada pelo glutatião através da formação de um aduto (Ali *et al.*, 2007; Hoffman *et al.*, 2002).

De acordo com o acima exposto, o presente estudo revelou elevações notáveis nos níveis de glutatião renal e hepático em ratos tratados com zerumbona em comparação com os grupos de controlo, DMSO e óleo de milho.

A captação de glutatião é um dos principais mecanismos das células para manter o estado redox dos tióis intracelulares (Visarus *et al.*, 1996). Assim, é possível especular que uma regulação positiva na biossíntese do glutatião pode contribuir para um aumento do seu conteúdo intracelular. Neste contexto, postulamos que a zerumbona induz indiretamente a biossíntese de glutatião, proporcionando assim um mecanismo intracelular protetor, presumivelmente como eliminador de radicais livres de agentes tóxicos.

Hoffman *et al.*, em 2000, propuseram um modelo redox de proliferação celular, que sugeria que uma dose adequada de zerumbona aumentaria o potencial redox intracelular *E* nas células cancerígenas. Neste aspeto, pensa-se que a zerumbona esgota o glutatião reduzido intracelular, aumentando assim *E*, que por sua vez pára a proliferação das células cancerosas. Por outro lado, as células normais aumentaram parcialmente o potencial redox *E*. Em relação a isto, o nosso presente estudo indica níveis aumentados de glutatião antioxidante (forma reduzida) em tecidos de ratos não cancerosos após o pré-tratamento com zerumbona. Consideramos estes resultados interessantes, uma vez que o pré-tratamento com uma dose adequada de zerumbona é capaz de reduzir a nefrotoxicidade e a hepatotoxicidade da cisplatina em ratos não cancerosos, em conjunto com a zerumbona, que é considerada um potencial agente anticancerígeno (Abdul *et al.,* 2008; Sakinah *et al.,* 2007). Isto pode significar que a zerumbona é específica para as células cancerígenas, causando menos danos aos tecidos normais circundantes, ao mesmo tempo que os resultados anteriores do nosso laboratório (Abdul *et al.,* 2008).

Dados anteriores referem que a cisplatina induz stress oxidativo e peroxidação lipídica, pelo que a nefrotoxicidade e a hepatotoxicidade induzidas pela cisplatina estão estreitamente relacionadas com um aumento da peroxidação lipídica nestes tecidos (Yüce *et al.,* 2007). No presente estudo, realizado com ratos de laboratório, a lesão dos tecidos desenvolve-se após a injeção intraperitoneal de uma dose elevada de cisplatina (10 mg/kg de peso corporal), enquanto a toxicidade renal e hepática se torna óbvia logo 8 horas após a injeção, como indicado por elevações acentuadas dos biomarcadores renais e hepáticos e dos níveis de MDA nos tecidos dos ratos.

Um grande número de produtos naturais e componentes dietéticos foram recentemente avaliados como potenciais agentes quimiopreventivos (Hong *et al.,* 2005).

Os efeitos do pré-tratamento de um antioxidante natural nos danos renais e hepáticos induzidos pela cisplatina foram previamente investigados e relatados noutros locais (Hong *et al.,* 2005; Ali *et al.,* 2006). Os resultados deste estudo, no entanto, demonstraram *in vivo* que o pré-tratamento com um composto natural, a zerumbona, impediu que as células renais e hepáticas sofressem mais danos, como evidenciado pela diferença significativa entre os grupos de cisplatina isolada e de pré-tratamento com zerumbona.

CAPÍTULO 6

CONCLUSÃO E RECOMENDAÇÕES

O valor LD_{50} (1,84 g/kg b.wt) obtido foi uma indicação clara de que a zerumbona poderia ser segura para utilização como tratamento de dose única. O estudo também revelou que o composto em doses baixas e moderadas não provocou efeitos tóxicos nos tecidos dos animais. Pelo contrário, doses mais elevadas de 500mg/kg de peso corporal de zerumbona afectam os danos nefrocelulares e hepatocelulares, conduzindo a insuficiência renal e hepática. Este estudo também mostrou que os testes de função hepática e renal são marcadores úteis para monitorizar o efeito de doses elevadas de zerumbona injectada.

Para além disso, a cisplatina, quando administrada numa dose de 10 mg/kg de peso corporal, induziu danos hepáticos e renais, conforme evidenciado pela histopatologia qualitativa e quantitativa e pela análise bioquímica. O DMSO e o óleo de milho não tiveram efeitos secundários, o que mostra claramente a validade do desenho experimental deste estudo. Por outro lado, o pré-tratamento com zerumbona tem um efeito benéfico na disfunção renal induzida pela cisplatina e nas lesões de órgãos em ratos, presumivelmente através da prevenção da peroxidação lipídica e da preservação da glutationa antioxidante. Concluímos que estes efeitos benéficos são responsáveis pelas propriedades nefroprotectoras e, consequentemente, pelo potencial quimiopreventivo anti-cancro. Por conseguinte, recomenda-se vivamente que este composto natural seja utilizado como co-tratamento com a cisplatina, particularmente no tratamento de cancros.

REFERÊNCIAS

Abdul, A.B., Abdelwahab, S.I., Jalinas, J.B., Al-Zubairi, A.S. e Taha, M.M.E., 2009. Combinação de Zerumbone e Cisplatina para o Tratamento da Neoplasia Intraepitelial Cervical em Ratos BALB/c Fêmeas. *Jornal Internacional do Cancro Ginecológico* 19, 1004.

Abdul, A.B.H., Al-Zubairi, A.S., Tailan, N.D., Wahab, S.I.A., Zain, Z.N.M., Ruslay, S. e Syam, M.M., 2008. Atividade anticancerígena do composto natural (Zerumbone) extraído de *Zingiber zerumbet* em células de cancro do colo do útero de hela humana. *Jornal Internacional de Farmacologia* 4, 160-168.

Aggarwal, B.B. e Shishodia, S., 2006. Molecular targets of dietary agents for prevention and therapy of cancer (Alvos moleculares de agentes alimentares para prevenção e terapia do cancro). *Biochemical Pharmacology* 71, 1397-1421.

Ali, B.H., Al-Moundhri, M., Tageldin, M., Al Husseini, I.S., Mansour, M.A., Nemmar, A. e Tanira, M.O., 2008. Aspectos ontogénicos da nefrotoxicidade induzida pela cisplatina em ratos. *Food and Chemical Toxicology* 46, 3355-3359.

Ali, B.H. e Al Moundhri, M.S., 2006. Agentes que melhoram ou aumentam a nefrotoxicidade da cisplatina e de outros compostos de platina: uma revisão de algumas investigações recentes. *Food and Chemical Toxicology* 44, 1173-1183.

Ali, B.H., Al Moundhri, M.S., Eldin, M.T., Nemmar, A. e Tanira, M.O., 2007. O efeito benéfico do pró-fármaco de cisteína L-2-oxothiazolidine-4-carboxylic acid na nefrotoxicidade induzida pela cisplatina em ratos. *Farmacologia fundamental e clínica* 21, 547-553.

Aykag, G., Uysal, M., Suha Yalgin, A., Kogak-Toker, N., Sivas, A. e z, H., 1985. The effect of chronic ethanol ingestion on hepatic lipid peroxide, glutathione, glutathione peroxidase and glutathione transferase in rats. *Toxicology* 36, 71-76.

Bhagyalakshmi, S.N. e Singh, N.S., 1994. The yield and quality of ginger produced by micropropagated plants as compared with conventionalally propagated plants. *Journal of Horticultural Science* 69 (4), 645-651.

Blakley, B.W., Cohen, J.I., Doolittle, N.D., Muldoon, L.L., Campbell, K.C., Dickey, D.T. e Neuwelt, E.A., 2002. Strategies for prevention of toxicity caused by platinum-based chemotherapy: review and summary of the annual meeting of the Blood-Brain Barrier Disruption Program, Gleneden Beach, Oregon, March 10, 2001. *The Laryngoscope* 112, 1997-2001.

Breivik, J., 2005. The evolutionary origin of genetic instability in cancer development (A origem evolutiva da instabilidade genética no desenvolvimento do cancro). Elsevier, pp. 51-60.

Business Line, 2004, 23 de março: Nova Deli acolhe reunião sobre plantas medicinais. http://www.thehindubisnessline.com/2004/03/23/index.htm

Bürger, C., Fischer, D.R., Cordenunzzi, D.A. e Batschauer de Borba Filho, A.P., 2005. VC, Soares dos Santos AR (2005). Toxicidade aguda e subaguda do extrato hidroalcoólico de Wedelia paludosa (Acmela brasilinsis)(Asteraceae) em camundongos. *Revista de Farmácia e Ciências Farmacêuticas* 8, 370-373.

Capdeville, R., Buchdunger, E., Zimmermann, J. e Matter, A., 2002. Glivec (STI571, imatinib), um fármaco anticancerígeno direcionado e desenvolvido racionalmente. *Nature Reviews Drug Discovery* 1, 493-502.

Chan, K., 2003. Alguns aspectos dos contaminantes tóxicos em medicamentos à base de plantas. *Chemosphere* 52, 1361-1371.

Chu, G., 1994. Respostas celulares à cisplatina. Os papéis das proteínas de ligação ao ADN e da reparação do ADN. *Journal of Biological Chemistry* 269, 787.

Chiu, N. Y., Chang, K. H. (1986). Zingiberaceae. Taipei: SMC Publishing Inc.

Cordell, G.A., 2000. Biodiversidade e descoberta de medicamentos - uma relação simbiótica. *Phytochemistry* 55, 463-480.

Craft, N., Shostak, Y., Carey, M. e Sawyers, C.L., 1999. A mechanism for hormone-independent prostate cancer through modulation of androgen recetor signaling by the HER-2/neu tyrosine kinase. *Nature medicine* 5, 280-285.

Cruz-Orive, L.M. e Weibel, E.R., 1990. Métodos estereológicos recentes para a biologia celular: um breve levantamento. *American Journal of Physiology* 258, 148.

D'Odorico, S.B.R.C.R.D.I.D.M.A.F.G.C.S.A., 2001. Redução das concentrações de antioxidantes no plasma e aumento dos danos oxidativos no ADN na doença inflamatória intestinal. *Scandinavian Journal of Gastroenterology* 36, 1289-1294.

Dyson, A., 1998. Discovering indigenous healing plants of the herb and fragrance gardens at Kirstenbosch National Botanical Garden. Instituto Nacional de Botânica. NBI, Cidade do Cabo.

Ekborn, A., Lindberg, A., Laurell, G., Wallin, I., Eksborg, S. e Ehrsson, H., 2003. Ototoxicidade, nefrotoxicidade e farmacocinética da cisplatina e do seu complexo mono-hidratado na cobaia. *Cancer Chemotherapy and Pharmacology* 51, 36-42.

Farnsworth, N.R. e Soejarto, D.D., 1985. Potential consequence of plant extinction in the United States on the current and future availability of prescription drugs. *Economic Botany* 39, 231 -240.

Fetoni, A.R., Sergi, B., Ferraresi, A., Paludetti, G. e Troiani, D., 2004. Efeitos protectores do a-tocoferol e da tiopronina contra a ototoxicidade induzida pela cisplatina. *Ata Oto-laryngologica* 124, 421426.

Folkman, J. e Kalluri, R., 2004. Cancro sem doença. *Nature* 427, 787787.

Goldman, R. e Shields, P.G., 2003. Mutagénicos alimentares. *Journal of Nutrition* 133, 965S.

Habsah, M., Lajis, N.H., Ali, A.M., Sukari, M.A., Hin, Y.Y., Kikuzaki, H. e Nakatani, N., 2003. Os componentes antioxidativos de Alpinia nutans. *Biologia Farmacêutica* 41, 7-9.

Harvey, A., 2000. Estratégias para a descoberta de medicamentos a partir de produtos naturais anteriormente inexplorados. *Drug Discovery Today* 5, 294-300.

Hasnah, M.S., 1991. Constituintes químicos de algumas plantas medicinais de zingiberaceae: Produtos medicinais da floresta tropical húmida. *Actas da Conferência, Instituto de Investigação Florestal da Malásia*, Kuala Lumpur 2, 299-304.

Hecht, S.S., 1999. Carcinogéneos do fumo do tabaco e cancro do pulmão. *Jornal do Instituto Nacional do Cancro* 91, 1194.

Henderson, E.S., Lister, T.A. e Greaves, M.F., 1996. Leukemia. Philadelphia: WB Saunders;

1996. Links, 619.

Hoffman, A., Spetner, L.M. e Burke, M., 2002. O mecanismo regulado por redox pode explicar a capacidade da zerumbona de suprimir a proliferação de células cancerígenas. *Carcinogénese* 23, 1961.

Holttum, R.E., 1970. O género Orchidantha (Lowiaceae). *The Gardens' Bulletin Singapore* 25, 239-246.

Hong, K.O., Hwang, J.K., Park, K.K. e Kim, S.H., 2005. A fosforilação das c-Jun N-terminal Kinases (JNKs) está envolvida no efeito preventivo do xanthorrhizol na hepatotoxicidade induzida pela cisplatina. *Arquivos de Toxicologia* 79, 231-236.

Iraz, M., Kalcioglu, M.T., Kizilay, A. e Karatas, E., 2005. Aminoguanidina previne a ototoxicidade induzida pela cisplatina em ratos. *Anais de Ciências Clínicas e Laboratoriais* 35, 329.

Iraz, M., Ozerol, E., Gulec, M., Tasdemir, S., Idiz, N., Fadillioglu, E., Naziroglu, M. e Akyol, O., 2006. Efeito protetor da administração do éster fenetílico do ácido cafeico (CAPE) nos danos oxidativos induzidos pela cisplatina no fígado do rato. *Cell Biochemistry and Function* 24, 357-361.

Iseri, S., Ercan, F., Gedik, N., Yüksel, M. e Alican, I., 2007. A sinvastatina atenua as lesões renais e hepáticas induzidas pela cisplatina em ratos. *Toxicologia* 230, 256-264.

Jamieson, E.R. e Lippard, S.J., 1999. Estrutura, reconhecimento e processamento de adutos de Cisplatina-DNA. *Chemical Reviews* 99, 2467-2498.

Jun, L.Y., Hao, T. e Ping, J., 2004. Estudo dos efeitos tóxicos na audição, nos rins e no fígado de ratinhos induzidos pelo agente anticancerígeno cisplatina e respectivos mecanismos [J]. *Boletim Farmacológico Chinês 1.* 20, 1-22.

Kalkanis, J.G., Whitworth, C. e Rybak, L.P., 2004. A vitamina E reduz a ototoxicidade da cisplatina. *The Laryngoscope* 114, 538-542.

Kankuri, E., Asmawi, M.Z., Korpela, R., Vapaatalo, H. e Moilanen, E., 1999. Indução de iNOS num modelo de colite aguda em ratos. *Inflammation* 23, 141-152.

Kasparkova, J., Delalande, O., Stros, M., Elizondo-Riojas, M.A., Vojtiskova, M., Kozelka, J. e Brabec, V., 2003. Reconhecimento da ligação cruzada entre cadeias de ADN da Cisplatina Antitumoral pela Proteína HMGB1. *Biochemistry* 42, 1234-1244.

Kim, S.H., Hong, K.O., Hwang, J.K. e Park, K.K., 2005. O xanthorrhizol tem um potencial para atenuar a nefrotoxicidade induzida por altas doses de cisplatina em ratos. *Food and Chemical Toxicology* 43, 117122.

Kirana, C., Mclntosh, G.H., Record, I.R. e Jones, G.P., 2003. Atividade antitumoral do extrato de *Zingiber aromaticum* e do seu sesquiterpenóide bioativo zerumbone. *Nutrição e Cancro* 45, 218-225.

Koc, A., Duru, M., Ciralik, H., Akcan, R. e Sogut, S., 2005. Agente protetor, erdosteína, contra a lesão oxidante hepática induzida pela cisplatina em ratos. *Molecular and Cellular Biochemistry* 278, 79-84.

Larsen, K., Ibrahim, H., Khaw, S.H. e Saw, L.G., 1999. Gingers of Peninsular Malaysia and Singapore. Natural History Publication (Borneo), Malásia.

Leitão, D.J. e Blakley, B.W., 2003. Quantificação da proteção do tiossulfato de sódio nas toxicidades induzidas pela cisplatina. *Journal of Otolaryngology* 32, 146-150.

Leonetti, C., Biroccio, A., Gabellini, C., Scarsella, M., Maresca, V., Flori, E., Bove, L., Pace, A., Stoppacciaro, A. e Zupi, G., 2003. a- tocoferol protege contra a toxicidade induzida pela cisplatina sem interferir com a eficácia antitumoral. *International Journal of Cancer* 104, 243-250.

Loomis, T.A., Hayes, A.W., 1996. Loomis's Essentials of Toxicology, quarta edição. Academic Press, Califórnia.

Liao, Y., Lu, X., Lu, C., Li, G., Jin, Y. e Tang, H., 2008. Seleção de agentes para a prevenção da hepatotoxicidade induzida pela cisplatina. *Investigação Farmacológica* 57, 125-131.

Lim, G.C.C., Halimah, Y. e Lim, T.O., 2003. O primeiro relatório do Registo Nacional do Cancro: Cancer incidence in Malaysia 2002. Kuala Lumpur: Registo Nacional do Cancro.

Liu, J., Liu, Y., Habeebu, S.S.M. e Klaassen, C.D., 1998. Os ratinhos sem metalotioneína (MT) são sensíveis à hepatotoxicidade induzida pela cisplatina. *Toxicologia e farmacologia aplicada* 149, 24-31.

Lajis, N. H., 1993 a. Investigação em química de produtos naturais na Malásia e sua relevância para a procura de novos fármacos. In Trends in Traditional medicine research. *Procedimentos da conferência internacional sobre a utilização da medicina tradicional e outros produtos naturais nos cuidados de saúde.* Escola de Ciências Farmacêuticas, USM. pp123.

Mansour, H.H., Hafez, H.F. e Fahmy, N.M., 2006. A silimarina modula o stress oxidativo induzido pela cisplatina e a hepatotoxicidade em ratos. *Journal of Biochemistry and Molecular Biology* 39, 656.

Martins, N.M., Santos, N.A.G., Curti, C., Bianchi, M.L.P. e Santos, A.C., 2008. A cisplatina induz stress oxidativo mitocondrial com consequente comprometimento do metabolismo energético, rigidificação da membrana e apoptose no fígado de ratos. *Jornal de toxicologia aplicada* 28, 337-344.

Matsumura, Y. e Ananthaswamy, H.N., 2004. Efeitos tóxicos da radiação ultravioleta na pele. *Toxicologia e farmacologia aplicada* 195, 298-308.

Matthes, H.W.D., Luu, B. e Ourisson, G., 1980. Componentes citotóxicos de *Zingiber zerumbet*, *Curcuma zedoaria* e *C. domestica*. *Phytochemistry* 19, 2643-2650.

Murakami, A., Hayashi, R., Takana, T., Kwon, K.H., Ohigashi, H. e Safitri, R., 2003a. Supressão da colite induzida por sulfato de sódio dextrano em ratos por zerumbona, um sesquiterpeno de gengibre subtropical, e nimesulida: separadamente e em combinação. *Biochemical Pharmacology* 66, 1253-1261.

Murakami, A., Matsumoto, K., Koshimizu, K. e Ohigashi, H., 2003b. Efeitos de factores alimentares selecionados com propriedades quimiopreventivas na degradação de I [kappa] B induzida por lipopolissacárido e interferão [gama] em macrófagos RAW264. 7. *Cancer letters* 195, 17-25.

Murakami, A., Takahashi, M., Jiwajinda, S., Koshimizu, K. e Ohigashi, H., 1999. Identificação da zerumbona em *Zingiber zerumbet* Smith como um potente inibidor da ativação do vírus Epstein-Barr induzida por 12-O-tetradecanoilforbol-13-acetato. *Biociência, Biotecnologia e Bioquímica* 63, 1811-1812.

Murakami, A., Tanaka, T., Lee, J.Y., Surh, Y.J., Kim, H.W., Kawabata, K., Nakamura, Y.,

Jiwajinda, S. e Ohigashi, H., 2004. Zerumbone, um sesquiterpeno do gengibre subtropical, suprime as fases de iniciação e promoção do tumor cutâneo em ratos ICR. *Jornal Internacional do Cancro* 110, 481-490.

Mythilypriya, R., Shanthi, P. e Sachdanandam, P., 2007. Estudos de toxicidade oral aguda e subaguda com Kalpaamruthaa, uma preparação indígena modificada, em ratos. *Jornal de Ciências da Saúde* 53, 351-358.

Nakamura, Y., Yoshida, C., Murakami, A., Ohigashi, H., Osawa, T. e Uchida, K., 2004. Zerumbone, um sesquiterpeno de gengibre tropical, ativa enzimas metabolizadoras de drogas de fase II. *FEBS letters* 572, 245-250.

Nowak, G., 2003. A proteína quinase C medeia a reparação das funções mitocondriais e de transporte após lesão induzida por tóxicos em células renais. *Journal of Pharmacology and Experimental Therapeutics* 306, 157.

Pitot, H., Higginson, J. e Heidelberger, C., 1980. Cancer and the environment: overview. *Journal of Environmental Pathology and Toxicology* 3, 467.

Peyrone M. Ann *Chemie Pharm* 1845; 51:129.

Pratt W.B., Ruddon R.W., 1994. Ensminger W.D., Maybaum J. The anticancer drugs (Segunda edição). Oxford University Press.

Pil, P., Lippard, S. J. In: Encyclopedia of Cancer, J.R. Bertino, Ed. Imprensa Académica

Physician's Desk Reference, 50th ed.; Arky, R., Ed. Medical Economics: Montvale, NJ, 1996.

Rabik, C.A. e Dolan, M.E., 2007. Mecanismos moleculares de resistência e toxicidade associados aos agentes platinantes. *Cancer Treatment Reviews* 33, 9-23.

Ramesh, G. e Reeves, W.B., 2002. O TNF medeia a expressão de quimiocinas e citocinas e a lesão renal na nefrotoxicidade da cisplatina. *Journal of Clinical Investigation* 110, 835-842.

Ravi, R., Somani, S.M. e Rybak, L.P., 1995. Mecanismo de ototoxicidade da cisplatina: sistema antioxidante. *Pharmacology and Toxicology* 76, 386-394.

Rosenberg, B., 1980. In: Nucleic Acid-Metal Ion Interactions, T.G. Spiro, Ed. John Wiley & Sons, Inc.: New York. 1:1-29.

Reddy, L., Odhav, B. e Bhoola, K.D., 2003. Produtos naturais para a prevenção do cancro: uma perspetiva global. *Pharmacology and therapeutics* 99, 1-13.

Sakinah, S.A., Handayani, S.T. e Hawariah, L.P., 2007. Apoptose induzida por zerumbona em células de cancro do fígado através da modulação da relação Bax/Bcl-2. *Cancer Cell International* 7, 1475-2867.

Salser, J.S. e Balis, M.E., 1973. Distribuição e regulação da atividade da desoxitimidina quinase em células em diferenciação do intestino dos mamíferos. *Cancer Research* 33, 1889.

Soepadmo, E. 1999. Estudo botânico das plantas medicinais da Malásia - Uma avaliação. In: Phytochemicals and Biopharmaceutins from the Malaysian Rain Forest, A.M. Ali, K. Shaari e Z. Zakaria (Editores). Instituto de Investigação Florestal da Malásia. pp13-18.

Shah, M.A.A., Garg, S.K. e Garg, K.M., 1997. Estudos de toxicidade subaguda da pendimetalina em ratos. *Indian Journal of Pharmacology* 29, 322-324.

Somchit, M.N., Shukriyah, M.H.N., Bustamam, A.A. e Zuraini, A., 2005. Atividade antipirética e analgésica do Zingiber zerumbet. *Jornal Internacional. Farmacologia* 277, 277-

280.

Strohl, W.R., 2000. O papel dos produtos naturais num programa moderno de descoberta de medicamentos. *Drug Discovery Today* 5, 39.

Subramani, K., Hosseinkhani, H., Khraisat, A., Hosseinkhani, M. e Pathak, Y., 2009. Targeting nanoparticles as drug delivery systems for cancer treatment. *Current Nanoscience* 5, 135-140.

Suh, N., Honda, T., Finlay, H.J., Barchowsky, A., Williams, C., Benoit, N.E., Xie, Q., Nathan, C., Gribble, G.W. e Sporn, M.B., 1998. Novos triterpenóides suprimem a óxido nítrico sintase induzível (iNOS) e a ciclooxigenase induzível (COX-2) em macrófagos de rato. *Cancer Research* 58, 717.

Suh, N., Wang, Y., Honda, T., Gribble, G.W., Dmitrovsky, E., Hickey, W.F. e Maue, R.A., 1999. Um novo triterpenóide oleanano sintético, o ácido 2-cyano-3, 12-dioxoolean-1, 9-dien-28-oic, com potente atividade diferenciadora, antiproliferativa e anti-inflamatória. *Cancer Research* 59, 336.

Surh, Y.J., 1999. Mecanismos moleculares dos efeitos quimiopreventivos de substâncias fenólicas dietéticas e medicinais selecionadas. *Mutation Research/Fundamental and Molecular Mechanisms of Mutagenesis* 428, 305-327.

Suvitayavat, W., Sumrongkit, C., Thirawarapan, S.S. e Bunyapraphatsara, N., 2004. Efeitos da preparação de Aloé na secreção gástrica induzida por histamina em ratos. *Journal of Ethnopharmacology* 90, 239-247.

Takada, Y., Murakami, A. e Aggarwal, B.B., 2005. Zerumbone abole a ativação da quinase NF-B e I-B, levando à supressão da expressão de genes antiapoptóticos e metastáticos, à regulação positiva da apoptose e à regulação negativa da invasão. *Oncogene* 24, 69576969.

Tanaka, T., Shimizu, M., Kohno, H., Yoshitani, S., Tsukio, Y., Murakami, A., Safitri, R., Takahashi, D., Yamamoto, K. e Koshimizu, K., 2001. Chemoprevention of azoxymethane-induced rat aberrant crypt foci by dietary zerumbone isolated from *Zingiber zerumbet. Ciências da Vida* 69, 1935-1945.

Tiwari, R.C., Ghosh, K., Jemal, A., Hachey, M., Ward, E., Thun, M.J. e Feuer, E.J., 2004. A new method of predicting US and state-level cancer mortality counts for the current calendar year. *CA: A Cancer Journal for Clinicians* 54, 30.

Townsend, D.M. e Hanigan, M.H., 2002. A inibição da atividade da -Glutamil Transpeptidase ou da CisteínaS-Conjugado -Liase bloqueia a nefrotoxicidade da Cisplatina em ratinhos. *Journal of Pharmacology and Experimental Therapeutics* 300, 142.

Verpoorte, R., 1998. Exploração da quimodiversidade da natureza: o papel dos metabolitos secundários como pistas no desenvolvimento de medicamentos. *Drug Discovery Today* 3, 232-238.

Visarius, T.M., Putt, D.A., Schare, J.M., Pegouske, D.M. e Lash, L.H., 1996. Pathways of glutathione metabolism and transport in isolated proximal tubular cells from rat kidney. *Biochemical Pharmacology* 52, 259-272.

Vogelstein, B. e Kinzler, K.W., 1993. The multistep nature of cancer. *Trends in Genetics* 9, 138-141.

OMS, *2005httpl Www.who.mt./cancer/nccp/enl* Acedido em 12.06.2009.

Wahyuni, F.S., Byrne, L.T., Dachriyanus, L.T., Dianita, R., Jubahar, J., Lajis, N.H. e Sargent, M.V., 2004. A New Ring-Reduced Tetraprenyltoluquinone and a Prenylated Xanthone from Garcinia cowa. *Australian Journal of Chemistry* 57, 223-226.

Weijl, N.I., Elsendoorn, T.J., Lentjes, E., Hopman, G.D., Wipkink-Bakker, A., Zwinderman, A.H., Cleton, F.J. e Osanto, S., 2004. Supplementation with antioxidant micronutrients and chemotherapy-induced toxicity in cancer patients treated with cisplatin-based chemotherapy: a randomised, double-blind, placebo-controlled study. *European Journal of Cancer* 40, 1713-1723.

Werner, A.Z., 1968. In: Clássicos em Química de Coordenação, Parte 1: Os Trabalhos Selecionados de Alfred Werner. George B. Kauffman (Editor), Publicações, Inc.: Nova Iorque.

Xiao, T., Choudhary, S., Zhang, W., Ansari, N.H. e Salahudeen, A., 2003. Possível envolvimento do stress oxidativo na apoptose induzida pela cisplatina em células LLC-PK1. *Journal of Toxicology and Environmental Health*, Parte A 66, 469-479.

Yao, X., Panichpisal, K., Kurtzman, N. e Nugent, K., 2007. Cisplatina nefrotoxicidade: uma revisão. *The American Journal of the Medical Sciences* 334, 115.

Yüce, A., Atessahin, A., Ceribasi, A.O. e Aksakal, M., 2007. O ácido elágico previne o stress oxidativo induzido pela cisplatina no fígado e no tecido cardíaco de ratos. *Basic and Clinical Pharmacology and Toxicology* 101, 345-349.

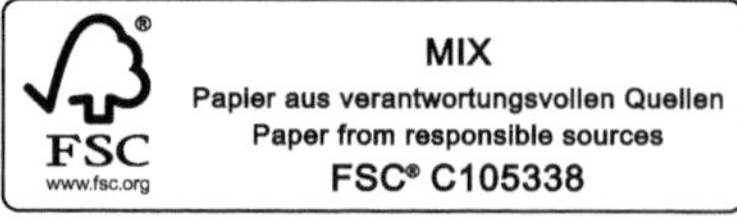

Printed by Books on Demand GmbH, Norderstedt / Germany